上颈椎损伤诊疗

主 编 周英杰 崔宏勋 赵鹏飞 等

SHANGJINGZHUI
SUNSHANG
ZHENLIAO

吉林科学技术出版社

图书在版编目（CIP）数据

上颈椎损伤诊疗 / 周英杰等主编. -- 长春：吉林科学技术出版社, 2018.12
ISBN 978-7-5578-5285-6

Ⅰ.①上… Ⅱ.①周… Ⅲ.①颈椎—脊椎病—诊疗
Ⅳ.①R681.5

中国版本图书馆CIP数据核字(2018)第297718号

上颈椎损伤诊疗

主　　编　周英杰　崔宏勋　赵鹏飞　张国庆
副 主 编　郑怀亮　陈海龙　赵　刚　王少纯　李宏九
出 版 人　李　梁
责任编辑　赵　兵　张　卓
装帧设计　雅卓图书
开　　本　787mm×1092mm　1/16
字　　数　217千字
印　　张　12
版　　次　2018年12月第1版
印　　次　2018年12月第1次印刷

出　　版　吉林科学技术出版社
地　　址　长春市人民大街4646号
邮　　编　130021
编辑部电话　0431-85635185
网　　址　www.jlstp.net
印　　刷　济南大地图文快印有限公司

书　　号　ISBN 978-7-5578-5285-6
定　　价　88.00元
如有印装质量问题可寄出版社调换
版权所有　翻印必究　举报电话：0431-85635185

前　言

　　随着脊柱外科的不断发展，学科的分工逐渐细化。上颈椎因其解剖部位及毗邻结构复杂、生理功能重要且手术难度大而成为脊柱外科的重要分支。上颈椎在遭受致伤暴力时容易产生骨折或脱位，任何诊疗上的失误都有可能导致高位截瘫甚至死亡，过去一直被视为骨科手术的"禁区"。

　　近年来国内脊柱外科界的医师们在上颈椎疾病的手术治疗方面做出了许多创新性工作。该书汇聚了许多上颈椎领域著名老教授和第一线中青年专家最新的治疗经验，通过此书，读者可以了解有关上颈椎疾病和骨折脱位的治疗策略及最新观点，为患者实施最恰当的治疗。本书较为系统全面地阐述了上颈椎疾病的病因、发病机制、影像学及其临床表现和鉴别诊断，以及非手术和手术治疗的选择，是一部实用性较强的有关上颈椎领域的学术专著。希望广大年轻医师能从该书获益，也希望有经验的医师能够汲取其中的经验和体会。

　　在编写的过程中，虽力求做到写作方式和文笔风格一致，但由于各位作者的临床经验及写作风格有所差异，加之时间仓促、篇幅有限，书中疏漏在所难免，希望广大同仁不吝赐教，使我们得以改进和提高。

编　者
2018 年 12 月

目　录

第一章　上颈椎的临床解剖

上颈椎由枕骨大孔区、寰椎、枢椎、$C_2 \sim C_3$ 椎间盘及其周围软组织组成，是连接人体头部与躯干的枢纽，属于颅颈交界区，是连接生命中枢的要塞。上颈椎的创伤常累及延髓生命中枢与椎基底动脉，并严重影响颈部活动功能。该部位手术难度大、风险高，被视为"手术禁区"或"手术雷区"，为了正确诊断和治疗上颈椎创伤，临床医生必须熟悉和掌握该部位的解剖结构。

第一节　寰枢椎的骨性结构

一、寰椎的结构

寰椎是一个环形的、无椎体和椎间盘附着的特殊椎骨，由较短的前弓和较长的后弓连接两个侧块构成（图 1-1）。枢椎的齿状突实际上为其椎体，可以说寰椎围绕自身椎体而旋转。

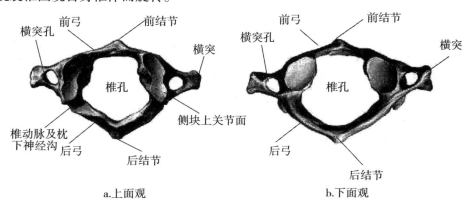

a.上面观　　　　　　　　　b.下面观

图 1-1　寰椎上面观及下面观

（一）前弓

寰椎的前弓长 19.7±2.98mm，大约占寰椎的 1/5，为连接两侧侧块的弓形板，向前隆凸，中央有小结节，称为前结节，前结节甚为突出并朝下，为颈长肌及前纵韧带的附着部，左、右头长肌从其上越过。后方正中有圆形的齿状突关节面，与枢椎的齿状突构成寰齿关节。

（二）后弓

寰椎后弓长而曲度较大，长 51.32 ± 4.24mm。后面正中为粗糙的后结节，相当于棘突，朝向上后，为左、右头后小直肌的附着点，可限制头部过度后伸。后弓上方于侧块连接处有一深沟，称为椎动脉沟，有椎动脉和枕下神经通过。有时该处可形成沟环，出现率约为 10%，沟环容易压迫椎动脉而出现其受阻症状。寰椎椎动脉沟宽 5.70 ± 0.48mm，其内侧缘至寰椎后结节中点即半距，右侧为 15.10 ~ 26.62mm，平均为 20.10 ± 0.47mm，左侧为 12.44 ~ 23.84mm，平均为 19.00 ± 0.82mm，施行寰椎后弓切除减压时，切除范围应掌握半距在 15mm（10 ~ 16mm），而全距在 25mm 以内，故左侧要少切，而右侧可稍多切，以免损伤两侧的椎动脉及枕下神经。后弓下面近侧块处亦有一较浅切迹，与枢椎椎弓根上缘的浅沟形成椎间孔，第 2 颈神经由此通过。

前后弓均较细，尤其与侧块连接处更为脆弱，是力学上的薄弱部，遭受外力后容易发生骨折。

（三）侧块

侧块是寰椎两侧骨质增厚的部分，相当于普通颈椎的椎弓根与上下关节突。每个侧块有上、下两关节面。上方是肾形凹陷的上关节面，也称上关节凹，与枕骨髁形成寰枕关节。下方是圆形微凹的下关节面，与枢椎上关节面组成寰枢外侧关节。上、下关节面的周围分别有寰枕关节囊与寰枢关节囊包绕。侧块的内侧有一粗糙结节，寰椎横韧带附着于此，该韧带将椎孔分为大小不等的两部分，前方较小，容纳齿状突，后方较大，容纳脊髓及其被膜。

寰椎具有独特的解剖特点，缺乏椎体和椎板及棘突。谭明生等将侧块与后弓连接处，即椎动脉沟处的后弓看作是寰椎的椎弓根，其在结构上和力学上类似于其他脊椎的椎弓根，并将侧块看成寰椎的椎体，首先提出经寰椎椎弓根螺钉固定技术，即经由寰椎后弓、椎动脉沟、寰椎后弓狭部到寰椎侧块内的螺钉固定技术。

（四）横突

寰椎的横突是寰椎旋转运动的支点，大而扁平，有许多肌肉和韧带附着，其尖端不分叉，大小仅次于腰椎的横突，基底部偏外侧有一较大圆孔，称为横突孔，有椎动脉、椎静脉通过。

（五）椎孔

寰椎的椎孔相当大，在骨折脱位后，其间的脊髓尚有回旋的余地。椎孔的平均最大矢径为 29.11 ± 2.01mm，齿状突后矢径为 18.44 ± 2.13mm，横径为 26.79 ± 2.46mm。最大矢径大于横径者占（82.85 ± 3.18）%。

二、枢椎的结构

枢椎也具有独特的椎体结构，由椎体和向上柱状凸起的齿状突构成，齿状突与寰椎前弓后面形成关节（图 1 - 2）。

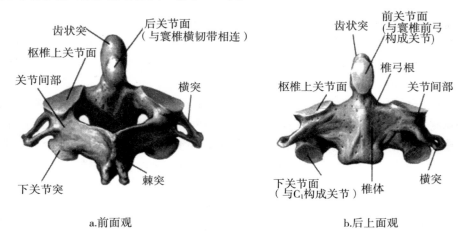

a.前面观　　　　　　　　　　　b.后上面观

图 1 - 2　枢椎前面观及后上面观

（一）齿状突

齿状突是上颈椎关节重要的骨性连接结构，其借助于寰椎横韧带将齿状突束缚在一定的解剖范围以保持寰枢关节的稳定。齿状突和横韧带发育不良是造成寰枢关节不稳的主要先天因素。齿状突根部较扁，前后各有一卵形关节面，分别与寰椎齿状突关节面及寰椎横韧带相关节。末端为齿状突尖，上有齿状突尖韧带，两侧有翼状韧带附着。中国人齿状突测量：高度为 6 ~ 16.8mm，平均 14.0 ± 1.2mm，约占枢椎总高度（平均 36.8mm）的 38%，基底部冠状径为 7.1 ~ 12.3mm，平均 8.9 ± 1.0mm，矢状径为 8.5 ~ 12.9mm，平均 10.8 ± 0.8mm，皮质厚度为 1.0 ~ 2.0mm，平均 1.5mm。枢椎是头颈部运动的枢纽，活动范围大，而齿状突基底部较细，骨皮质较薄，故齿状突骨折常见，占脊椎骨折的 10% ~ 15%。齿状突原属于寰椎椎体的一部分，发育中逐渐与其分离，一般在 6 岁时与枢椎椎体完全融合。该部在发育过程中畸形和变异较多，如齿状突阙如、齿状突中央不发育等，可导致该区域失稳而产生脊髓压迫症状，现此类畸形并不少见，约占枕颈部畸形的 4/5。

（二）椎体

枢椎椎体较小，椎体通过椎间盘与 C_3 相连。椎体前中部两侧微凹，为颈长肌附着部。齿状突两旁各有一朝上的圆形上关节面，与寰椎的下关节面构成寰枢外侧关节。枢椎的上关节面因负重较大，几乎伸至横突，常遮蔽横突孔上口内侧的一部分，可使通过其中的椎动脉发生扭曲，尤其在头部向一侧过度旋转或枢椎发生移位时，对椎动脉的压迫常加重。

枢椎棘突宽大且分叉，有众多肌肉附着，棘突外侧面有头下斜肌起点，稍后有头后直肌起点，下方的凹面接收半棘肌和颈棘肌，深层有多裂肌，接近尖端处有棘突间肌的附着，项韧带附着于尖切迹。与此相对，寰椎的后结节非常小，这样的构造有利于寰椎的旋转运动。

枢椎椎板呈棱柱状，较厚，供黄韧带附着。横突较短小，向下外侧突出，起自椎弓根与椎板交界处和椎弓根关节间区的外侧面。横突尖有肩胛提肌附着，位于中斜角肌和颈夹肌之间，其上、下面附着横突间肌。横突孔是一个弯曲的骨性管道，而非简单的短孔，横突孔的矢径平均为 6mm，横径为 6.25mm。

枢椎横突较短小且朝下，前结节阙如，有一斜形椎动脉孔。王建华等根据椎动脉孔与椎管外壁的距离（下横径 a）、椎动脉孔球部与上关节面距离（球顶距 e）等走行特点将其分为 4 型，如表 1-1 及图 1-3 所示。Ⅰ 型，松散低拐型；Ⅱ 型，紧密高拐型；Ⅲ 型，紧密低拐型；Ⅳ 型，松散高拐型。尹庆水等研究表明，Ⅰ 型占 58.75%，Ⅱ 占 18.75%，Ⅲ 型占 15.0%，Ⅳ 型占 7.5%。Ⅰ 型、Ⅳ 型比较适合枢椎椎弓根螺钉置钉，Ⅲ 型相对适合置钉，Ⅱ 型应列为椎弓根螺钉置钉的禁忌。

枢椎的椎板呈棱柱状，较厚，棘突粗大，末端分叉有许多肌肉附着。枢椎椎孔上缘的矢径平均为 19.3mm，下缘的矢径平均为 15.3mm，横径为 22.2mm。

表 1-1　枢椎椎动脉孔分型标准

分型	名称	分型标准	是否适合置钉
Ⅰ	松散低拐	a > 4.5mm, e ≥ 4.5mm	+ +
Ⅱ	紧密高拐	a ≤ 4.5mm, e < 4.5mm	−
Ⅲ	紧密低拐	a ≤ 4.5mm, e ≥ 4.5mm	+ +
Ⅳ	松散高拐	a > 4.5mm, e < 4.5mm	+ +

注：+：表示适合置钉；−：表示不适合置钉。

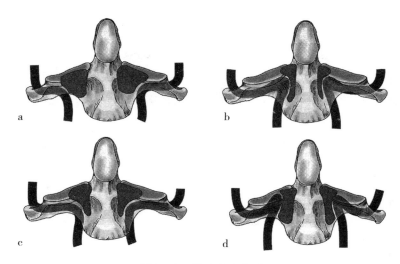

图 1-3 椎动脉孔分型

a. Ⅰ型，松散低拐型；b. Ⅱ型，紧密高拐型；c. Ⅲ型，紧密低拐型；d. Ⅳ型，松散高拐型

（三）椎弓根

枢椎椎弓根短而粗，其上方有一浅沟与寰椎下面的浅沟形成椎间孔，其下方有面向前下的下关节突，与第 3 颈椎的上关节突构成关节。枢椎上、下关节突呈前后位，上关节突在前，下关节突靠后，两者以狭部相连，狭部是骨折易发部位。椎弓根在重力传递及脊柱前、后柱间载荷的动态平衡中起杠杆作用。枢椎椎弓根在解剖上比较薄弱，承受杠杆作用力较大，上颈椎过度伸展及挤压时，可引起骨折。

枢椎椎弓根的界定存在着不同的观点。Yarbrough 等认为枢椎上、下关节突之间的连接区域是椎弓根，即狭部。Benzel 等与上述观点类似，也认为这一区域叫椎弓根。Borne 等认为枢椎椎体－齿状突复合体与上关节突之间的区域为椎弓根，这与国内学者侯黎升等的观点相似。Ebraheim 等对 20 个枢椎标本进行大体观察，并对 6 具尸体的枢椎进行三维 CT 扫描得出：枢椎上关节突下方和横突孔前内侧的部分是椎弓根，上、下关节突之间的狭窄部分叫狭部。两者之间的骨皮质和骨密度分布没有差异，枢椎椎弓根螺钉的走行是经下关节突、狭部进入椎弓根，最后固定于椎体上。这种观点得到了多数人的认可。

（周英杰）

第二节　寰枢椎的血液供应

颈部的动脉主干包括颈总动脉和锁骨下动脉，右侧者发自头臂干，左侧者直接发自主动脉弓。椎动脉及颈内动脉在上颈椎重建术中很重要，本节将重点阐述。

一、动脉

椎动脉起于锁骨下动脉第一段上壁，左右各一，发出后经第 6 颈椎以上的横突孔，在寰椎侧块后方向内侧弯曲，经枕骨大孔进入颅腔，在脑桥下缘，与对侧椎动脉联合形成基底动脉。偶见其在第 4 颈椎或第 7 颈椎进入横突孔。

（一）椎动脉分段

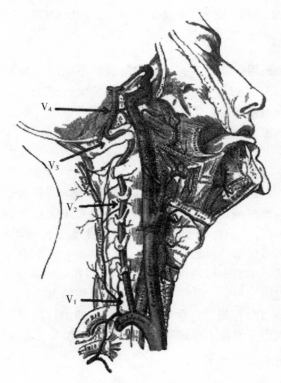

图 1 - 4　椎动脉分段

椎动脉在颈椎的行程可分为 4 段（$V_1 \sim V_4$）（图 1 - 4）。第一段（椎前部）

由锁骨下动脉起始至 C_6 横突孔（绝大多数），其在颈长肌和前斜角肌之间向后上行，在颈总动脉和椎静脉后方与甲状腺下动脉相交叉。左侧椎动脉则被胸导管跨过，该动脉后方有第 7 颈椎横突、星状神经节及第 7、8 颈神经后支。第二段（椎骨部或横突部）即上行穿各横突孔的部分，其经颈椎横突孔上升，并与星状神经节的分支和椎静脉构成的静脉丛伴行。此段椎动脉在 $C_1 \sim C_2$ 脊神经前支前方，几乎垂直上升至枢椎横突孔，继而转向外侧达寰椎横突孔。第三段（寰椎部）位于枕下三角，经头外侧直肌内侧弯曲向后行至寰椎侧块内后方、第 1 颈神经前支外侧，继而行于寰椎后弓上面的椎动脉沟内，在寰枕后膜下缘穿入椎管。第四段（颅内部）穿硬脑膜、蛛网膜，在舌下神经根前方上行，在延髓前面斜上行至脑桥下缘处与对侧椎动脉联合形成基底动脉。

（二）椎动脉分支

（1）脊髓支：是许多小支，经椎间孔进入椎管，供应脊髓及其被膜，并与其他的脊髓动脉相吻合。这些分支还分成升支和降支与上、下部的升、降支相连，形成两条血管吻合链，位于椎体后面，临近椎弓根附着处，由这些吻合链发出的分支供应椎体骨膜。其他分支间的吻合可跨越中线，在中线上又与上、下部分支连接成正中吻合链，位于椎体后面。

（2）肌支：起于椎动脉弯曲绕过寰椎侧块处，供应附近深层肌并与枕动脉、颈深动脉和颈升动脉相吻合。

（3）脑膜支：在椎动脉进入枕骨大孔处发出 1~2 支，在颅后窝与硬脑膜之间分布，供应颅骨、板障和小脑镰。

（4）脊髓后动脉：起于椎动脉行于脊髓处，分前、后两支下行至脊神经后根处，不断由来自椎动脉、颈升动脉、肋间后动脉、第 1 腰动脉等节段性动脉的脊髓支所补充和增续。上述这些动脉的脊髓支经椎间孔入椎管，增续脊髓后动脉至脊髓下部。

（5）脊髓前动脉：起于椎动脉末段的分支，在延髓前面下行至其中部平面，与对侧同名动脉并发成单干，沿脊髓前正中线下行，并不断接受来自节段性动脉脊髓支的补充，增续脊髓前动脉到达脊髓下部和终丝。脊髓前动脉沿脊髓前正中裂陷于软膜内，供应脊髓和马尾。

（6）小脑下后动脉：椎动脉的最大分支，起于椎动脉行至延髓橄榄下端处，弯曲向后环绕橄榄，继而在舌咽神经、迷走神经根后面上升到脑桥下缘，此后沿第四脑室下外侧缘弯曲下行，最后转向外侧进入小脑谷分成内侧、外侧支。内侧支向后行于小脑半球和下蚓部之间，供应小脑半球下面和下蚓部；外侧支供应小脑半球下面达外侧缘，并与小脑下前动脉和小脑上动脉分支相吻合。

（7）延髓动脉：是椎动脉分支发出的许多小支，分布于延髓。

（三）椎动脉弯曲

椎动脉在上颈椎区有 3 个弯曲，分别位于 $C_2 \sim C_3$ 横突之间、寰枢外侧关节和寰椎侧块之后。沈渭忠等观察寰枢部椎动脉的弯曲大部分呈向外的 C 形，少数呈 S 形，此部椎动脉的口径，左侧平均为 4.1mm，右侧为 3.5mm，而在寰椎后弓部的椎动脉口径有 10% 略大 $1 \sim 2$mm，这与寰椎横突孔大于枢椎横突管外侧口是一致的。正常上颈椎区椎动脉的 3 个弯曲可能是适应寰枢椎部复杂旋转运动功能的需要，对颈椎动脉血流起一定代偿作用。然而，异常或过度弯曲使椎动脉增长，例如椎间盘退变后，颈段脊柱缩短，颈曲变直或老年人动脉硬化、血管壁弹性降低等，均可使椎动脉相对增长。

二、颈内动脉

颈内动脉自颈总动脉分叉处上升到颅底，可以认为是颈总动脉的续行段，位于颈外动脉的外后，但向上即转至颈外动脉的内侧，贴咽侧壁走形，最后上行经颞骨岩部的颈动脉管入颅内，在颅中窝分为大脑前、中两动脉而终止。参与构成大脑动脉环，分布于脑，供应大部分大脑半球、眼及其辅助器官、额及部分鼻腔，颈内动脉提供脑血供的 4/5。颈内动脉全程均与颈内静脉伴行，在颈部无分支。

尽管颈内动脉不直接供应上颈椎，但它的毗邻位置在上颈椎重建术中很重要，80% 的颈内动脉管在 C_1 横突孔的内侧，位于 C_1 侧块的正前方。由于颈内动脉迂曲，血管甚至可能位于 C_2 椎体前方。了解颈内动脉变异具有重要意义，因为在前路或侧前路显露颅颈交界或后路内固定重建上颈椎时，可能穿破椎体前缘皮质，存在损伤颈内动脉的潜在风险。

三、齿状突血供

齿状突的血供较为复杂，可能与枕颈部活动量较大有关（图 1 - 5）。其动脉血供由两个来源的 3 组动脉组成：前升动脉、后升动脉、裂穿动脉（水平动脉）。前两者来源于椎动脉，后者来源于颈内动脉。前升动脉成对，在 C_2 和 C_3 连接水平各起源于各自椎动脉的前内面，在 C_2 和 C_3 椎间孔处上行于颈长肌深面，在枢椎椎体前面中点处双侧吻合。后升动脉成对，较前升动脉粗，从椎动脉后内侧面发出，向上行于枢椎关节突与椎体间沟内。裂穿动脉由来源于颈内动脉上段的许多小血管组成，行于双侧咽后裂，在枢椎齿状突基部的相对水平与前升动脉吻合，上部吻合稀疏，基底部吻合致密。

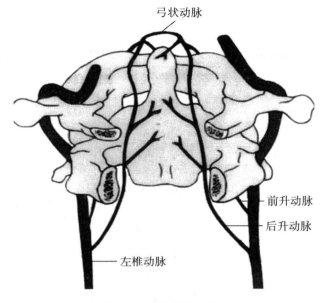

弓状动脉

前升动脉

后升动脉

左椎动脉

图 1-5　齿状突血供

（周英杰）

第三节　寰枢椎的连接

一、椎间盘

椎间盘是椎体间主要连接结构，由纤维环及髓核组成。寰椎与枢椎之间无椎间盘，整个颈椎自枢椎至第 1 胸椎上方相邻两个椎体之间均有椎间盘，共6个。

（一）纤维环

纤维环为椎间盘周边的纤维软骨组织，质地坚韧、富有弹性，紧密连接上、下两个椎体。其构成纤维交叉编织排列，在横切面上呈同心环状排列。

（二）髓核

髓核是含水量较多的类黏蛋白样物质，呈白色，内含软骨细胞核成纤维细胞，具有一定的张力和弹性。幼年时，髓核含水量达 80% 以上，随年龄增长水分逐渐减少。由于纤维前部较厚，故髓核位于椎间隙的偏后方。

二、韧带

主要包括连接颅底与上颈椎之间的一些韧带（图1-6）。

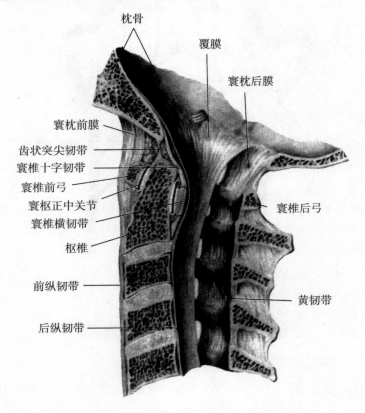

枕骨
覆膜
寰枕后膜
寰枕前膜
齿状突尖韧带
寰椎十字韧带
寰椎前弓
寰枢正中关节
寰椎横韧带
枢椎
前纵韧带
后纵韧带
寰椎后弓
黄韧带

图1-6　枕骨与寰椎之间的韧带

（一）前纵韧带

人体中最长而又坚韧的韧带。上起枕骨的咽结节，经各椎体前面，止于第一或第二骶椎的前面。前纵韧带由3层并列纵行的纤维组成，深层纤维跨越椎间盘，紧密连接相邻的2个椎体；中层跨越2~3个椎体，而浅层可跨越3~5个椎体。不同部位韧带的宽窄和厚薄有所不同，在颈椎及其椎间盘前面阔而较薄。前纵韧带坚固附着于椎体，但疏松附着于椎间盘，仅为一层纤维带，较后纵韧带弱，其主要作用是限制颈椎过度后伸。

（二）后纵韧带

后纵韧带位于椎管前壁，细而坚韧。起自枢椎，向上移行为覆膜，向下依次沿椎体后面达骶管。分为两层，浅层为覆膜的延续，跨越 3~4 个椎体；深层呈齿状，与相邻椎体的上下缘紧密相连。后纵韧带中部有沟隙，椎体的静脉从中通过，钩椎关节的关节囊韧带即起自后纵韧带深层及椎体，斜向外下附着于钩突。其主要作用是防止椎间盘向后突出。

（三）黄韧带

又称弓间韧带，由黄色弹性纤维组织构成，位于相邻两个椎板之间，上缘起自上位椎板下缘的前面，向下止于下位椎板上缘的后面，外缘止于关节突。在中线两侧黄韧带之间有一潜在缝隙，有连接椎管内、外静脉丛的交通支通过。颈椎的黄韧带薄而较宽，具有一定的弹性，该韧带具有限制颈椎过度前屈、协助颈部肌肉维持头颅挺直的作用。

（四）项韧带

由棘上韧带移行而来，呈三角形的弹性纤维膜。其基底部向上，附着于枕外隆凸和枕外嵴；尖部向下同寰椎后结节及以上 6 个颈椎棘突的尖部相连；后缘游离而肥厚，斜方肌附着其上。主要维持头颈部的直立体位。

（五）其他韧带

横突间韧带及棘间韧带在颈部较薄弱，不发达。冠状韧带位于钩椎关节后方，可增加椎体间关节的稳定性。

（六）枕骨与寰椎之间的韧带

（1）寰枕前膜：连接枕骨大孔前缘与寰椎前弓上缘，为前纵韧带的延续部，中间略厚，两侧宽阔而薄并与关节囊融合。

（2）寰枕后膜：连接枕骨大孔后缘与寰椎后弓上缘，前面与硬脊膜紧密相连，后方连接头后小直肌，两侧移行于关节囊，外下方有椎动脉和枕下神经通过。

（3）寰枕外侧韧带：连接于寰椎横突与枕骨颈静脉突之间，加强关节囊外侧壁。

（七）寰枕枢椎之间的韧带

（1）寰枕前膜：起于寰椎前面和下缘，止于枢椎椎体前方，为致密网状纤维，长而坚韧，是前纵韧带的延续部，在正中线为一自枕骨底部至寰椎前结节的圆形韧带所加强，两侧宽阔而薄并与关节囊融合。

（2）寰枢后膜：位于寰椎后弓下缘与枢椎椎弓上缘之间，较薄、中部略厚，前面与硬脊膜紧密接触，后方连接头后小直肌，两侧移行于关节囊，并有第二颈神经穿过，它在椎动脉、静脉丛和第一颈神经之上呈弓状，弓的韧带缘有时会发生骨化。

（3）寰椎横韧带：连接于寰椎两侧块内侧面，肥厚而坚韧，位于齿状突后方，使齿状突同寰椎前弓后面的齿状突关节面相接触。齿状突横韧带高 10mm，厚 2mm，平均长度 23mm。该韧带是保持寰枢关节移动稳定性的最重要结构，使齿状突局限于寰椎前弓后面的齿状突凹内，可以防止齿状突向后朝脊髓方向移动。枢椎齿状突骨折后，如寰椎横韧带完整，可以防止脱位，并不引起严重症状，但如无其他韧带支持，不能防止前脱位。寰椎横韧带断裂、延伸或松弛，能使头部及寰椎在枢椎上向前脱位，齿状突后移，椎孔狭窄，引起脊髓压迫症状，甚至造成死亡。其前面中部有薄层关节软骨面与齿状突构成寰齿后关节。韧带中部向上、下各发出一束纵行纤维，附着于枕骨大孔前缘及枢椎后面，状如十字，故又称寰椎十字韧带，可加强横韧带的坚固性（图 1-7）。

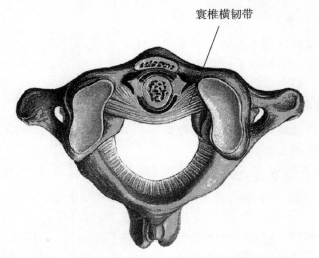

图 1-7　寰椎横韧带

（4）覆膜：起自枕骨底部的斜坡，通过齿状突及十字韧带的后面下行，移行于后纵韧带，前面同寰椎十字韧带相连，外侧附于寰枢外侧关节囊。

（5）翼状韧带：起于齿状突的上外侧面，左右各一，斜向外上方，止于枕骨髁内侧面的粗糙部。该韧带坚韧，断面呈圆形，直径约 8mm，可限制头颅过度前屈和旋转（图 1-8）。

（6）齿状突尖韧带：又称齿状突悬韧带，细小，束状，位于寰椎横韧带的深面，连接齿状突尖与枕骨大孔前正中缘。头后仰时紧张，前屈时松弛（图 1-8）。

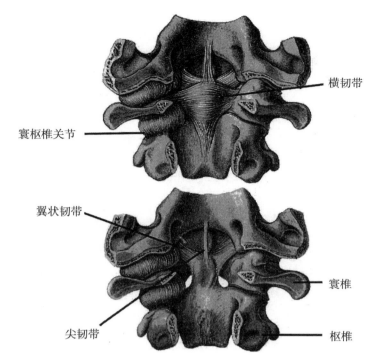

横韧带

寰枢椎关节

翼状韧带

寰椎

枢椎

尖韧带

图 1 - 8　寰枢椎之间的韧带

三、关 节

（一）寰枕关节

寰枕关节是两个关节的联合关节，由两对相互弯曲的关节组成，一对是枕髁，另一对是寰椎侧块，是单纯的滑膜关节，属椭圆关节。两骨由关节囊和寰枕前、后膜连接，这两个膜正好将寰椎和枕骨间的裂隙封闭。

1. 维持寰枕关节稳定的结构　主要有关节囊、寰枕前后膜及寰枕外侧韧带。

（1）关节囊：较松弛，环绕枕髁和寰椎上关节面。囊后面和外侧较厚，该处有时缺损，并可与齿状突和寰椎横韧带之间的腔相通。

（2）寰枕前膜：是致密网状纤维，连接枕骨大孔前缘与寰椎前弓上缘，是前纵韧带的延续部。

（3）寰枕后膜：连接枕骨大孔后缘和寰椎后弓上缘。

（4）寰枕外侧韧带：连接于寰椎横突与枕骨静脉突之间，加强关节囊外侧壁。

2. 寰枕关节的运动　寰枕关节的运动主要是屈伸，关节有两个互相垂直的运动轴，其长轴向前内侧。在横轴上可以使头做屈伸运动，约45°；在矢状轴上，可以使头做侧屈运动，但范围很小，也能做旋转运动。杨双石采用脊柱三维运动测量分析系统对新鲜成人枕颈部骨韧带标本进行测试，结果显示寰枕关节侧屈11.7°，后伸9.6°，向左侧屈2.8°，向右侧屈2.7°，向左轴向旋转6.9°，向右轴向旋转5.4°。

3. 运动寰枕关节的肌肉　屈肌包括头长肌和头前直肌等，伸肌包括头后大直肌、头后小直肌、头上斜肌、头半棘肌、头夹肌和斜方肌等，侧屈肌肉包括头外直肌、头半棘肌、头夹肌、胸锁乳突肌和斜方肌等，旋转肌肉包括头后小直肌、头上斜肌、头夹肌和胸锁乳突肌等。

（二）寰枢关节

寰枢关节由4个滑膜关节构成，其中两个是由寰椎侧块下关节面和枢椎上关节突构成的寰枢外侧关节；一个为正中复合体，即枢椎齿状突和寰椎前弓以及寰椎横韧带构成的寰枢中间关节，有人称之为滑囊。

寰枢外侧关节常被分类为平面关节，关节向外下倾斜，但其关节面具有更复杂的形状，一般在冠状面上相互凹，而在矢状面上内侧部又微凸，特别是枢椎。这种结构可使寰枢椎之间做最大旋转。外侧关节的关节囊及周围韧带有足够松弛性，可允许椎骨间有最大范围运动，但又在一定限度内。

寰枢中间关节含有两个滑膜关节，齿状突在寰椎前弓和寰椎横韧带形成的环内构成一枢轴。齿状突前面的垂直卵圆形关节面与寰椎前弓后面相关节。有滑膜的关节囊相对较弱而疏松，尤其是上部。中间关节复合体后部的滑膜腔较大，位于横向卵圆形关节面、齿状突后面沟和软骨性横韧带前面之间，常出现1~2个与寰枕关节腔的交通。

1. 维持寰枢关节稳定的结构　包括关节囊、覆膜、寰枢前膜、寰枢后膜及寰椎十字韧带等结构。

（1）关节囊：较松弛，两侧各有一个，连接枢椎侧块的边缘。

（2）覆膜：起自枕骨底部的斜坡，通过齿状突及十字韧带的后面下行，移行于后纵韧带，前面同枢椎十字韧带相连，外侧附于寰枢外侧关节囊。它覆盖齿状突及其他韧带，广泛而且坚韧，进一步加强寰枢关节的稳定性。

（3）寰枢前膜：起自寰椎前面和下缘，止于枢椎椎体前方，长而坚韧，向下移行为前纵韧带。

（4）寰枢后膜：起于寰椎后弓下缘，止于枢椎椎弓上缘，较薄，两侧有 C_2 神经穿过。

（5）寰椎十字韧带：由横部和直部两部分构成，横部亦称寰椎横韧带，外侧附着于每侧寰椎侧块内侧面的结节，甚为坚强；中央部加宽，位于齿状突后方，该处遮盖一薄层关节软骨，与齿状突后关节面构成关节。横韧带将寰椎椎孔分为不等大的两部分，后部大，包绕脊髓及其被膜；前部小，容纳齿状突，即使其他所有韧带分离，它仍保持原位。

寰椎横韧带位于齿状突后关节面的浅沟内，犹如一个悬带，使齿状突局限于寰椎前弓后面的齿状凹凸内，可以有效防止齿状突向后朝脊髓方向移动。枢椎齿状突骨折后，如寰椎横韧带完整，可以防止脱位，并不引起严重症状，但如无其他韧带支持，不能防止前脱位。寰椎横韧带断裂、延伸或松弛，能使头部及寰椎在枢椎上向前脱位，齿状突后移，椎孔狭窄，引起脊髓压迫症状，甚至造成死亡。

寰椎十字韧带中央部有相互交叉的交织网，自上缘在齿状突尖韧带和覆膜之间发出一坚固的正中纵束止于枕骨基底部，自其下缘有一束弱小的纵束止于枢椎后面。横韧带和上、下纵束联合组成十字韧带。纵束加强横韧带的坚固性，协助防止齿状突前脱位。在齿状突与寰椎横韧带之间有一滑囊。由寰椎侧块内面发出一束纤维，斜向内下，止于枢椎椎体后面的外方，称为寰枢副韧带，可以限制头及寰椎在枢椎上过度旋转。

寰椎横韧带是枕颈部最大、最厚、最强有力的韧带，是维持寰枢椎稳定的最主要韧带。寰椎横韧带将齿状突固定于椎前结节后面以形成寰齿关节，并限制其活动。寰椎横韧带虽然坚强，但弹性较差。生理范围内，寰椎可向前移位3mm。如移位 3 ~ 5mm，横韧带可被撕裂；如大于 5mm，即发生断裂，多因在屈曲外力下与齿状突相接处被齿状突切割所致。寰椎横韧带可延伸 2 ~ 3mm，在垂直暴力下，如延伸至 4.8 ~ 7.6mm，可发生断裂而引起寰枢关节前脱位，导致寰枢关节失稳。临床上如寰齿间距（atlantoodontoidinterval，ADI）大于 5mm 或两侧块外移距离之和大于 6.9mm，说明寰椎横韧带发生断裂。后者多在 Jefferson 骨折时，寰椎两侧块受到上部枕骨髁和下部枢椎上关节面严重挤压分离之力，而使寰椎侧块、前后弓发生多处骨折。此外，齿状突后缘至寰椎后结节前缘的距离，即脊髓有效空间（space available for the cord，SAC）变化，亦为指示寰椎横韧带断裂的有用指标。

由于体操翻滚、跳水、车祸、坠落伤等，当头部过度屈曲、枕颈部遭受暴力，即可引起寰椎横韧带断裂，逐渐发生寰椎前脱位，使椎管矢状径变小，致脊髓受压。不管因何种机制引起横韧带断裂，剩余附着的其他韧带均不足以维持寰枢关节稳定，将会逐步发生寰椎前脱位，寰枢间距加大，椎管矢径及脊髓有效空间减少，患者早期可出现枕下疼痛和颈部活动障碍，或脊髓受压引起四肢瘫痪，甚至发生呼吸功能不全。

寰枢韧带复合主要部分为寰椎十字韧带，次要部分有齿状突尖韧带及翼状韧带等。翼状韧带是重要的节制韧带，可以阻止寰椎向前移位，并作为寰枢关节向前方半脱位的第一道防线，能限制头及寰椎在枢椎上过度旋转及侧方半脱位。头向右旋转时，左翼状韧带紧张；向左旋转时，右翼状韧带紧张。寰椎横韧带是一个坚强的无弹性纤维带。生物力学研究发现，如果寰椎横韧带断裂，作为辅助结构的翼状韧带并不能防止寰枢关节脱位。

（6）翼状韧带：翼状韧带是两个坚强的韧带，起于齿状突的上外侧面，左右各一，斜向外上方，止于两侧枕骨髁的内面。该韧带坚韧，断面呈圆形，直径约8mm。翼状韧带是重要的节制韧带，有限制头及寰椎在枢椎上过度前屈和旋转及防止侧方半脱位的作用。一侧翼状韧带被切除后，向两侧的轴向旋转都显著增加，说明只有双侧翼状韧带均保持完整，才能限制轴向旋转，否则仍可发生寰枢关节潜在性旋转不稳。

（7）齿状突尖韧带：又称齿状突悬韧带，细小，呈束状，位于寰椎横韧带的深面，连接齿状突尖于枕骨大孔前正中缘，头后仰时紧张，前屈时松弛。

2. 寰枢关节的运动　寰枢关节的运动是3个关节同时的联合运动，几乎是唯一的轴性旋转。旋转主要受翼状韧带限制，其次是寰椎横韧带。由于关节面的形态决定枢椎旋转时，枢椎略微上升进入寰椎环，它受外侧寰枢关节囊紧张的限制。测量正常寰枢关节旋转的运动平均为41.5°（29°～54°）。

寰枕关节的运动主要是屈伸，寰枢关节则主要是旋转。寰枢融合后，头颈部将丧失大部分旋转功能，但可保留大部分屈伸功能；枕颈融合时，头颈部的屈伸和旋转功能均丧失。

3. 运动寰枢关节的肌肉　主要有头下斜肌、头后大直肌和一侧的头夹肌以及对侧的胸锁乳突肌，包括作用于颅骨、寰椎横突和枢椎棘突的肌肉。

（三）关节突关节

关节突关节左右各一，自第2颈椎起，由上位颈椎的下关节突与下位颈椎的上关节突咬合而成。关节面较平，向上约呈45°倾斜，但C_2～C_3间倾斜度常有变化。表面有透明软骨覆盖，关节囊内衬滑膜，薄而松弛。外伤时容易引起脱位或半脱位。关节突关节构成椎间孔的后壁，其前方与椎动脉相邻近。

（周英杰）

第四节　寰枢椎的附着肌肉

附着于上颈椎的几组复杂肌肉主要有3个功能：为稳定头部位置提供肌肉张力；附着在颅骨、寰枢椎上的小肌肉群保证头部各个方向上的运动；大块的后部肌肉层能保护颅脊交界区免受外部暴力损伤。对肌肉附着点知识的熟练掌握可使术者在上颈椎手术显露过程中能够进行解剖剥离而不致造成软组织不必要的损伤。

一、颈前肌群

（一）颈阔肌

颈阔肌是一扁阔肌，起于胸大肌和三角肌表面的筋膜，其纤维跨过锁骨于颈侧部行向内上方。前部的纤维在骶联合下方和后部越过中线和对侧重叠。中部纤维附着于下颌骨体的下缘，或越过下颌骨下缘于降口角肌深面向内上行，止于下唇对侧半。后部纤维越过下颌骨及咬肌前外侧止于面下部的皮肤和皮下组织，其中大部分的纤维与靠近口角的口角轴部肌融合。颈阔肌接受面神经颈支支配，该支在下颌角处于颈阔肌深面下行（图1-9）。

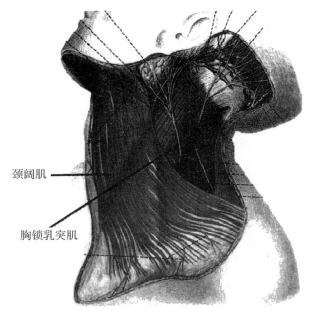

颈阔肌

胸锁乳突肌

图1-9 颈前肌肉（一）

（二）胸锁乳突肌

胸锁乳突肌下方始于两个头，内侧头为一圆形腱束，起于胸骨柄前面的上部，行向后外方。外侧头为肌纤维束，从锁骨内1/3上面起始后几乎垂直上行。肌束上行过程中，外侧头旋转至内侧头的后面，在颈中部稍下方和内侧头深面的肌纤维融合，形成一个厚而圆的肌腹。肌肉向上以一强韧肌腱止于乳突尖至乳突上外侧面，另外，以一薄的腱膜止于上项线的外侧半。起自锁骨部的肌纤维主要直接止于乳突，起自胸骨部的肌纤维较表浅和倾斜向外上延伸至枕部，因此两个头的牵拉方向不同（图1-9）。

胸锁乳突肌血供主要由甲状腺动脉、枕动脉及颈横动脉分支提供，彼此形成丰富的吻合。甲状腺上动脉胸锁乳突肌支多从肌的中1/3处入肌，沿途分支供应胸锁乳突肌胸、锁两头。胸锁乳突肌上部，即接近乳突较小之部分，由枕动脉的胸锁乳突肌支供应或直接由颈外动脉发出的胸锁乳突肌支供应。胸骨部由甲状腺上动脉的胸锁乳突肌支供应。锁骨头由颈横动脉供应。静脉回流经颈部较大静脉，如颈内静脉、颈外静脉、颈前静脉、肩胛横静脉、枕静脉等。

胸锁乳突肌由副神经，第2、3颈神经或由第4颈神经支配。副神经的颅外部分几乎完全为脊髓根所形成，虽然也接受一些颈神经的固有纤维，但完全为运动性，仅支配胸锁乳突肌及斜方肌，故实际支配胸锁乳突肌运动者为副神经的脊髓根。支配胸锁乳突肌之颈神经主要管理感觉，但也有运动纤维。

（三）舌骨上肌群

舌骨上肌群包括二腹肌、茎突舌骨肌、下颌舌骨肌及骱舌骨肌（图1-10，图1-11）。

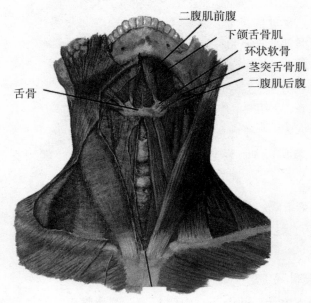

图1-10　颈前肌肉（二）

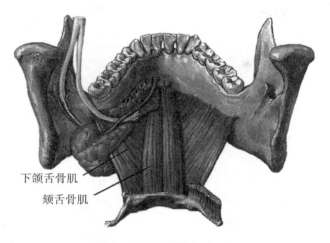

下颌舌骨肌
颏舌骨肌

图 1 -11　颈前肌肉（三）

（1）二腹肌：二腹肌有两个肌腹，二肌腹之间借一圆腱相连。后腹起于颞骨乳突切迹，位于胸锁乳突肌的深面，向前下内行经颈内静脉、副神经、迷走神经、舌下神经、枕动脉、颌外动脉的浅面，终于中间腱，此腱被一由深筋膜发出之悬带系于舌骨大角上，由中间腱发出的纤维即为前腹，向上内在正中线止于下颌骨下缘之二腹肌窝内。二腹肌可使下颌骨下降而上提舌骨。

（2）茎突舌骨肌：起于茎突后面，行向前下方，止于舌骨体和大角结合处，肩胛舌骨肌止点的正上方。止端常分叉，以过二腹肌的中间腱。茎突舌骨肌上提舌骨，并牵拉舌骨向后使口腔底变长。

（3）下颌舌骨肌：起于下颌骨的内侧下颌舌下颌线，肌纤维向前内行，前纤维止于由骨肌联合至舌骨之正中缝，后纤维止于舌骨体。在吞咽的第一阶段，该肌可上提口腔底，也可上提舌骨或下降颌骨。

（4）颏舌骨肌：起于颏棘下部，止于舌骨体，二肌的内侧缘互相靠近。该肌上提舌骨并拉舌骨向前，所以其作用部分类似于茎突舌骨肌的拮抗肌。当舌骨固定时，该肌可下降颌骨。

（四）舌骨下肌群

舌骨下肌群有肩胛舌骨肌、胸骨舌骨肌、胸骨甲状肌和甲状舌骨肌（图 1 -12）。

（1）胸骨舌骨肌：起于锁骨内侧端和胸锁韧带的后面以及胸骨柄后上部，肌纤维上行止于舌骨体下缘，为一薄而窄的条状肌，下端与对侧同名肌之间有一较大的间隙。该肌可降低在吞咽过程中已抬高的舌骨，这一作用也可同样适用于语言和咀嚼等动作。

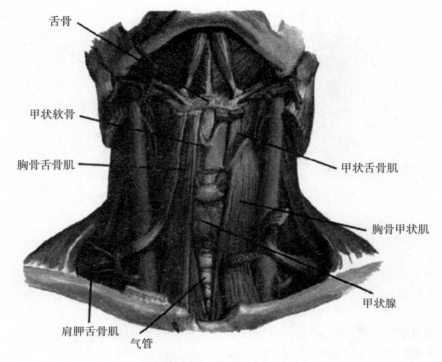

舌骨

甲状软骨

胸骨舌骨肌

甲状舌骨肌

胸骨甲状肌

甲状腺

肩胛舌骨肌

气管

图 1-12　颈前肌肉（四）

（2）肩胛舌骨肌：起于肩胛骨上缘近肩胛切迹处，由两个肌腹以一定的角度借中间腱相连，下腹呈扁而窄的条状，止于中间腱；上腹起于中间腱，垂直上行，止于舌骨体的下缘。该肌使上提的舌骨下降。

（3）胸骨甲状肌：位于胸骨舌骨肌的深面，起于胸骨柄后面，胸骨舌骨肌起点的下方，以及第1肋软骨的后缘，止于甲状软骨板斜线上。在颈下部，它与对侧同名肌紧密伴行，在上行过程中又分开。当吞咽和发声时，喉头抬高后，该肌可牵拉喉头向下，该肌对相对固定的舌骨有向下牵拉的作用。

（4）甲状舌骨肌：起于甲状软骨的斜线，止于舌骨大角的下缘和相邻的舌骨体的下缘。该肌降下舌骨，当舌骨固定时，如当高音唱歌时，牵拉喉头向上，这些运动可由各种不同肌肉的组合作用产生。

（五）椎前肌群

包括颈长肌、头长肌、头前直肌和头侧直肌（图1-13）。

（1）颈长肌：位于寰椎至第3胸椎椎体前面，分为下斜部、上斜部和中间垂直部三部。下斜部最小，起于上2、3个胸椎椎体的前面，向上外行止于第5、6颈椎横突。上斜部起于第3、4、5颈椎横突，向上行止于寰椎前结节和前外侧面上。中间垂直部起于上 3 个胸椎及下 3 个颈椎体的前面，向上止于第 2~4 颈椎体的前面。该肌由第 2~6 颈神经前支的分支支配。可使颈前屈，斜部可使颈侧屈，而下斜部可使颈向对侧旋转。

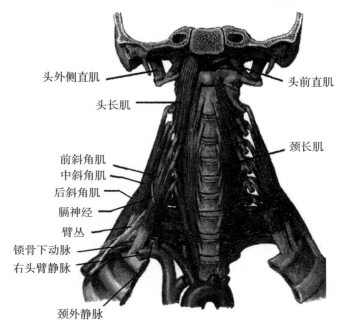

图 1-13　颈前肌肉（五）

图中标注（自左上顺时针）：头外侧直肌、头前直肌、头长肌、颈长肌、前斜角肌、中斜角肌、后斜角肌、膈神经、臂丛、锁骨下动脉、右头臂静脉、颈外静脉

（2）头长肌：上端宽厚，起于枕骨基底部的下面。下端细，止于第 3~6 颈椎横突前结节。该肌由第 1~3 颈神经前支支配，可使头前屈。

（3）头前直肌：起于寰椎侧块及横突根部的前面，几乎垂直向上止于枕骨基部下面近枕骨髁的前方，位于头直肌上份后面。该肌由第 1、2 颈神经前支间的吻合弓分支支配。作用为屈寰枕关节。

（4）头侧直肌：短而扁，起自寰椎横突上面，止于枕骨颈静脉突的下面。该肌由第 1、2 颈神经前支间的吻合弓分支支配。可使头向同侧侧屈。

（六）椎外侧肌

包括前斜角肌、中斜角肌、后斜角肌（图 1-13）。

（1）前斜角肌：由四条肌束起于第 3~6 颈椎横突前结节，其纤维向下，止于第 1 肋骨内侧缘和斜角肌结节。位于胸锁乳突肌的深面。该肌由第 4~6 颈神经前支的分支支配。下端固定时，前斜角肌收缩，可使脊柱颈段前屈和侧屈，并使颈向对侧旋转；上端固定时，该肌收缩可协助升第 1 肋。

（2）中斜角肌：起于第 1 或第 2~6 颈椎横突后结节，止于第 1 肋骨上面锁骨下动脉沟之后。该肌由第3~8颈神经的前支的分支支配。下端固定时，中斜角肌收缩使脊柱颈段向同侧屈，上端固定，此肌收缩可协助上提第1肋。斜角肌，尤其是中斜角肌，即使在直立姿势的平静呼吸期间于吸气时也发挥作用。

（3）后斜角肌：起于第4~6颈椎横突后结节，止于第2肋骨外侧面的肋骨粗隆，在中斜角肌的深面，该肌由下5~8个颈神经前支的分支支配。第2肋固定时，后斜角肌使脊柱颈段下部向同侧屈；当颈部附着点固定时，它可协助上提第2肋。

二、颈后肌群

颈后部肌肉主要是位于枕骨和寰枢椎之间的枕下小肌群，包括头后大、小直肌和头上、下斜肌（图1-14，图1-15）。虽然有些脊柱的肌肉如颈半棘肌、多裂肌、回旋肌和棘突间肌向上止于枢椎，也有些肌肉如头半棘肌、头夹肌和头最长肌向上止于颅骨，但没有一条肌肉止于寰椎，它没有棘突，因此比较游离。

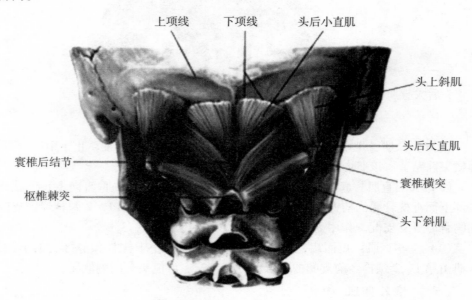

图1-14 颈后部肌肉（一）

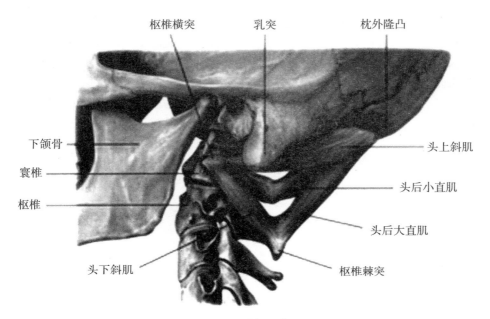

图 1 - 15 颈后部肌肉 （二）

（一）头后大直肌

头后大直肌起于枢椎棘突，上升中变宽并向上止于枕骨下项线下骨面的外侧份。作用为仰头，同时面转向该肌同侧。

（二）头后小直肌

头后小直肌起于寰椎后结节，在终止前随其向上升而变宽，向上止于枕骨下项线下骨面的外侧份，它的外侧部为头后大直肌所覆盖，作用是仰头。

（三）头上斜肌

头上斜肌起于寰椎横突，随其向后上方上升而变宽，止于枕骨上、下项线间骨面的外侧。作用是使头向后及同侧屈。作为姿势肌，头上斜肌和两块头后直肌可能比其作为原动肌更重要。

（四）头下斜肌

头下斜肌起于枢椎棘突的外侧面和邻近的椎板上部，向外上止于寰椎横突下外侧面。作用是使面转向同侧。依靠寰椎横突的长度和作用力线近似水平的优点，该肌工作时具有相当大的力学优势。

（五）头侧直肌

头侧直肌位于寰椎横突与枕骨之间，作用使头颅侧倾。

所有枕下肌均由第 1 颈神经后支支配。枕下小肌群中，头后小直肌、头上斜肌和头下斜肌三者所形成的三角形枕下间隙内，通过椎动脉横段和第 1 颈神经。该组肌肉痉挛，能刺激或压迫枕下神经、枕大神经和椎动脉，引起头和椎动脉供血不足等症状。

（周英杰）

第二章 颈脊髓和神经的临床解剖

第一节 颈脊髓的临床解剖

一、颈脊髓的外部形态与结构

脊髓的外观呈扁圆柱形，成人一般长为 40～45cm，位于椎管内。上起枕骨大孔水平与延髓相连接，下达第 1、2 腰椎体交接平面，下端逐渐变细，呈圆锥形，称之为圆锥。成年人圆锥平第 1 腰椎下缘。于圆锥终末端延伸出一条细长条索，称为终丝。脊髓全长粗细不均，在颈腰两处特别膨大，分别称之颈膨大和腰膨大。颈膨大由 $C_4～T_1$ 组成，以平齐 C_6 处的颈脊髓节段最明显，宽 1.3～1.4cm，前后径约为 0.9cm，由与上肢复杂的神经功能有关的神经元及神经纤维聚集而形成。腰膨大由 $T_{11}～S_1$ 组成，其中以平第 1 腰椎处的 L_4 节段最明显，如图 2-1、图 2-2 所示。

脊髓表面可见以下几条纵形沟裂：前正中裂位于脊髓腹侧的正中线上，比较深（约 3mm）而宽，软脊膜及蛛网膜的小梁伸入此沟内。后正中沟位于脊髓背侧正中线上，比较表浅。前外侧沟位于脊髓腹侧，左右各 1 条，比较表浅不易辨认，脊神经前根由此发出。后外侧沟位于脊髓背侧，左右各 1 条，比较窄而深，脊神经后根由此进入脊髓。后中间沟位于脊髓背侧后正中沟和后外侧沟之间，左右各 1 条，此沟仅存在于脊髓颈段，至胸段消失，如图 2-3 所示。

脊髓共发出 31 对脊神经，即颈神经 8 对、胸神经 12 对、腰神经 5 对、骶神经 5 对和尾神经 1 对。上 2 对颈神经根自脊髓发出后，向上行走，C_3 以下神经根自脊髓发出后向下行走。除第 1 对脊神经通常无后根外，每对脊神经均由前、后两神经根在椎间孔附近并发而成。前根为运动神经，后根为感觉神经，前根在两神经并发处近侧有一感觉神经节，内含感觉神经元的细胞体。与每对脊神经相连的一段脊髓称之为脊髓节段，故整个脊髓亦可分为与脊神经相对应的 31 个节段，但这种分节是人为的，实际上从脊髓的外观及内部结构来看，各节段之间是连续的，无明显界限，如图 2-4。

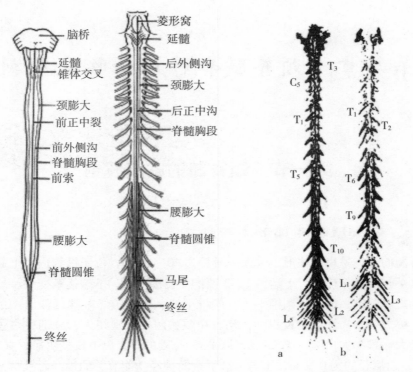

图 2-1 脊髓外形简图   图 2-2 脊髓及神经根的形态

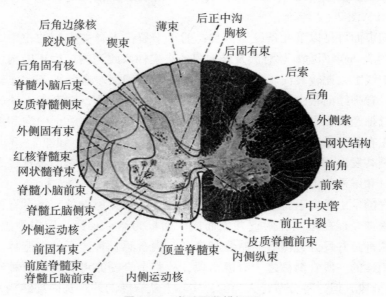

图 2-3 脊髓颈段横切面

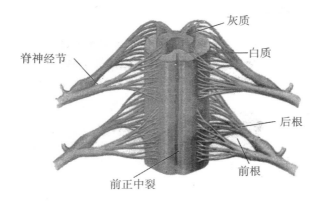

图 2 - 4　脊髓和脊神经根

二、颈脊髓的被膜

脊髓被 3 层被膜包绕，自外向内依次为硬脊膜、蛛网膜和软脊膜，统称为脊膜，如图 2 -5 所示。

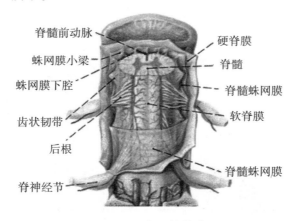

图 2 - 5　脊髓的被膜

（一）硬脊膜

硬脊膜为最外层的脊膜，相当于硬脑膜的内层，由致密的纤维组织所构成，上端起自枕骨大孔，为硬脑膜向下方的延续，形成一个密闭的囊腔，呈管状将脊髓包裹，称为硬脊膜囊。硬脊膜和脊椎骨内膜之间形成的间隙称硬脊膜外腔，间隙内被硬脊膜外脂肪和椎管内静脉丛所充填。硬脊膜外面粗糙，有纤维束与硬脊膜外脂肪组织相连，在椎管前方的正中部与后纵韧带连接较紧密，使硬脊膜囊固着于椎管前方。硬膜内面光滑，与蛛网膜紧密相贴，两者之间有潜在腔隙为硬脊膜下腔，其中含有少量起润滑作用的浆液。

（二）蛛网膜

蛛网膜是贴在硬脊膜内面的一层菲薄半透明的膜，为脑蛛网膜在脊髓的延续，由松散的胶原纤维、弹性纤维和网状纤维组成。蛛网膜和外面的硬脊膜之间构成狭窄的硬脊膜下腔，其腔内除偶有小静脉或连接硬脊膜和蛛网膜之间的纤维带外，无其他结构。蛛网膜借少许结缔组织小梁与软脊膜相连并有脊髓血管通过，两者之间有较宽大的腔隙，称为蛛网膜下隙，其内充满脑脊液。蛛网膜下隙在胸段最狭窄，在腰段较大。在脊髓圆锥以下的扩大部分称为终池。脊髓蛛网膜于脊神经穿出处延续形成神经束膜。

（三）软脊膜

软脊膜为紧密附着于脊髓和神经根上的一层薄膜，由弹力纤维丰富的结缔组织构成，有软膜隔伸入脊髓，并含有许多神经纤维和小血管，小血管可直接伸入脊髓，所以在手术中，软脊膜与脊髓难以分开。在脊髓两侧面，软脊膜形成多个纤维带状结构并横跨蛛网膜下隙，附着于硬脊膜的内壁上，称之为齿状韧带。齿状韧带对脊髓起固定作用，使脊髓上下活动受到严格限制。齿状韧带共有 19～21 对，最高的位于第 1 脊神经的上方，附着于枕骨大孔的硬膜下。齿状韧带固定于脊髓两侧中间位置，其前为脊神经前根，其后侧为脊神经后根。

三、颈脊髓的内部结构

脊髓由灰质和白质组成。灰质位于中央，主要由神经细胞体和树突组成。白质位于灰质的周围，主要由神经纤维组成，如图 2-6 所示。

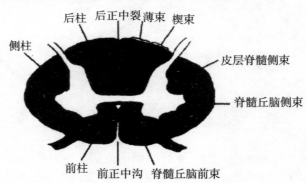

图 2-6　灰质和白质结构

（一）灰质

横切面上呈蝴蝶形或"H"状，以中央管为中心，左右对称。中央管前后各有一条状灰质，称为灰质前连合和灰质后连合，将左右两侧灰质联结在一起。

全部灰质连成柱状，向前、后突出部称为灰质前、后柱。前柱内含有大小不等的运动神经元，包括 α 运动神经元、γ 运动神经元和抑制性中间神经元。神经元为排列分界清楚的不同细胞群（纵切面上则为长短不等的细胞柱），其轴突穿出脊髓形成脊神经前根，支配所属骨骼肌。颈膨大处细胞群最多，按躯体定位排列，可分为以下几类。①内侧细胞群：其前内组（$C_1 \sim S_1$）支配躯干腹侧面的浅肌（如腹外斜肌等）；后内组（$C_3 \sim S_5$）支配躯干的深肌（如前、后肌和腹横肌等）；②外侧细胞群：前外侧组（$C_4 \sim C_8$，$L_2 \sim S_1$）支配手足的伸肌，后外侧组（$C_1 \sim T_1$，$L_2 \sim S_3$）支配手足的屈肌及其他小肌；③中间细胞群：位于 $C_3 \sim C_7$ 节段，支配膈肌，又称膈核，同时有副神经位于 $C_6 \sim C_7$ 前角腹侧。

（二）白质

主要由上、下纵行的有髓神经纤维组成，是脊髓节段间和脊髓与大脑之间的联络纤维。按部位分前索、侧索、后索。横行纤维在灰质前连合前方形成白质前连合，白质后连合在灰质后连合的后方。各索均由神经纤维传导束组成，这些神经传导束又可分为下行束、上行束及固有束 3 类。上行束由发自脊神经节或灰质的长束上行纤维组成，下行束由发自脑各部的长束下行纤维组成，固有束则由联系脊髓各节段的联合纤维所组成，如图 2 - 7 所示。

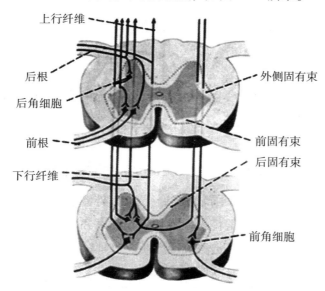

上行纤维
后根
后角细胞
前根
下行纤维

外侧固有束
前固有束
后固有束
前角细胞

图 2 - 7　脊髓白质固有束示意图

1. **上行传导束（又称感觉传导束）**　包括薄束与楔束、脊髓小脑束和脊髓丘脑束等，如图 2 - 8 所示。

（1）薄束和楔束：位于后索的传导束。后根内粗大的厚髓纤维入脊髓后不换元而在同侧后索内上升，属于感觉传导束内的第一级神经元，终于后索核（即薄束核和楔束核）的神经元。传递外部精细触觉和本体感觉冲动。其纤维排列在颈节段水平按躯体定位由外向内依次为骶、腰、胸及颈部，如图2－9所示。

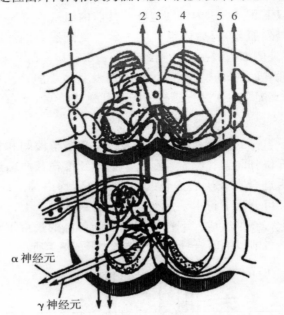

图2－8　脊髓主要上行传导束

1. 脊髓小脑后束；2. 楔束；3. 脊髓顶盖束；4. 脊髓丘脑前束；

5. 脊髓丘脑侧束；6. 脊髓小脑前束

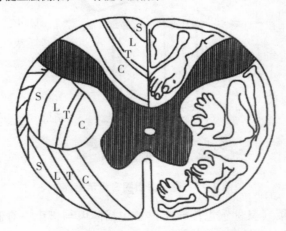

图2－9　颈节段脊髓传导束的节段排列

（2）脊髓丘脑侧束：位于前外侧索传导束。由后根的薄髓传入纤维从背外侧束分出，止于胶状质和后角，这些神经细胞发出轴突，经白质前联合交叉到对侧外侧索上升达丘脑，形成脊髓丘脑侧束，主要传导痛觉、温觉。

（3）脊髓丘脑前束：后根的传入纤维分为升降支，终于后角细胞，再由后角细胞发出轴突交叉到对侧前索，上升至丘脑，形成脊髓丘脑前束。该束传递粗略的触压觉，与脊髓丘脑侧束一起称为原始感觉传导路。

（4）脊髓小脑束：位于侧索上行，终止于小脑蚓部，调节姿势与运动。

此外，上行束中尚有脊髓橄榄束、脊髓网状束、脊髓前庭束和脊髓顶盖束等。

2. 下行传导束　又称运动传导束，起自脑的不同部位，直接或间接止于脊髓前角或侧角。管理骨髓肌的下行纤维束分为锥体系和锥体外系，前者包括皮质脊髓束和皮质核（延髓）束，后者包括网状脊髓束、前庭脊髓束等，如图 2-10 所示。

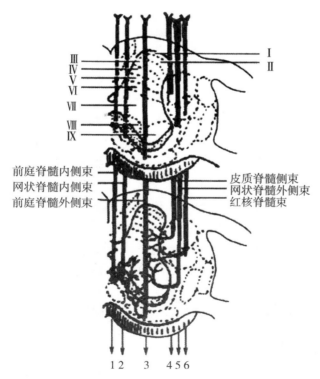

图 2-10　脊髓主要下行传导束

1. 前庭脊髓内侧束；2. 网状脊髓内侧束；3. 前庭脊髓外侧束；4. 皮质脊髓侧束；5. 网状脊髓外侧束；6. 红核脊髓束

（1）皮质脊髓前束：即少数不交叉的锥体束，位于前索前正中裂的两侧，支配随意运动。

（2）皮质脊髓侧束：锥体束的纤维大部分于延髓下端交叉后在脊髓侧索内下行，其纤维按躯体定位排列由内向外依次为颈、胸、腰、骶，支配随意运动。

（3）皮质核（延髓）束：皮质延髓束在脑干各个脑神经运动核的平面上交叉至对侧，终止于脑干内两侧的躯体运动核和特殊内脏运动核，包括动眼神经核、滑车神经核、三叉神经运动核、展神经核、面神经核（支配眼裂以上面肌的细胞）、疑核和副神经核，管理相应肌肉的随意运动。

（4）锥体外传导束：包括网状脊髓束、前庭脊髓束、顶盖脊髓束。网状脊髓束发自于脑干网状结构，在前索内下行至脊髓各部，构成下行性自主神经通路的大部分；前庭脊髓束发自于前庭内外侧核，在前索内下行，司平衡反射；顶盖脊髓束纤维来自对侧中脑的上丘和下丘，于中脑被盖后交叉在同侧下行，司视听反射。

此外，尚有橄榄脊髓束、红核脊髓束及内侧纵束，这些有关运动的传导束均止于脊髓运动神经元，分别起易化或抑制作用。

四、脊髓的血液供应

颈椎和颈脊髓的血供主要来自椎动脉。它起自锁骨下动脉，在 C_6 进入横突孔，经过 C_6 至 C_1 全部横突孔上行，穿出 C_1 横突孔后经 C_1 后弓椎动脉沟进入枕骨大孔组成基底动脉环。脊髓的血供丰富，动脉主要有脊髓前动脉和脊髓后动脉，同时还有根动脉的加入，如图 2–11、图 2–12 所示。

（一）脊髓的动脉

有两个来源，即椎动脉和节段性动脉。椎动脉发出的脊髓前动脉和脊髓后动脉在下行过程中，不断得到根动脉分支的增补，以保障脊髓足够的血液供应。

（1）脊髓前动脉：发自椎动脉的颅内段，沿枕骨大孔人椎管，在脊髓头端前正中裂处左、右椎动脉发出的脊髓前动脉汇合下降，沿前正中裂下行至脊髓末端，供应脊髓全段。脊髓前动脉行至 C_5 下方开始有前根动脉发出分支补充加强，与脊髓后动脉和根动脉有广泛吻合，供应脊髓的前 2/3，包括大部分灰质和白质的前索、侧索深部。

（2）脊髓后动脉：起于小脑下后动脉或椎动脉，绕延髓两侧向后走行，沿脊神经后根两侧下行，直至脊髓末端。一般在第 5 颈节的下方开始有后根动脉补充和加强，后根动脉比前根动脉细小。脊髓后动脉链形成不规则的主通支，供应骨髓的后 1/3 部分，包括后索和后柱。

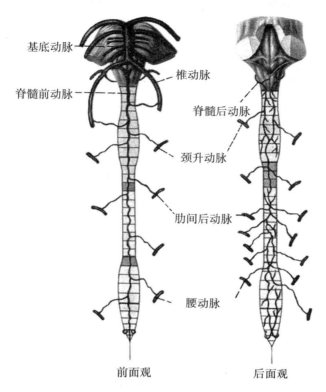

图 2 - 11 脊髓的血液供应（前后观）

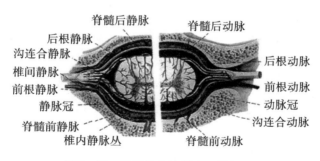

图 2 - 12 脊髓的血液供应（横切面）

（3）根动脉：在脊髓前、后动脉的下降途中，有许多根动脉沿神经根加入。颈部的根动脉主要起于椎动脉、颈深动脉和颈升动脉。与相应的脊髓神经经椎间孔进入椎管，有 6~8 支前根动脉加入脊髓前动脉，5~8 支后根动脉汇入脊髓后动脉，形成脊髓的动脉链。

由于脊髓动脉的来源不同，有些节段因两个来源的动脉吻合薄弱，血液供应不够充分，容易使脊髓受到缺血损害，称为危险区，如第 1 ~ 4 胸节（特别是第 4 胸节）和第 1 腰节的腹侧面。

（二）脊髓的静脉

分布与动脉相似，较动脉多而粗，属椎静脉系。在脊髓前面，有 6 ~ 11 条前根静脉，形成 1 条脊髓前正中静脉和 1 对脊髓前外静脉。脊髓后面有 5 ~ 10 条后根静脉，在后正中沟形成纵贯脊髓全长的后正中静脉和左右后外侧沟部的脊髓外侧静脉。因此，脊髓表面共有 6 条纵行静脉，前、后各 3 条，收集脊髓表面静脉丛的血液。后根静脉收集后柱、后索和一部分侧索的静脉血；前根静脉通过沟静脉收集沟缘白质和前柱内侧部的血液。前柱外侧部、侧部、前索和侧索的静脉血汇入静脉丛和椎后外静脉丛的吻合支也可回流。脊髓软脊膜静脉丛与椎间静脉丛也有吻合，静脉血也可从椎内静脉丛进入椎间静脉。

（周英杰）

第二节　颈脊神经的解剖

一、脊神经根

脊神经根分为前根和后根。后根沿脊髓的后外侧沟排列成行，粗大，主要为感觉性传入纤维，在其与前根汇合前有一纺锤形脊神经节。前根纤维来自脊髓的前角细胞，轴突分布于横纹肌。

前根起于脊髓灰质前角运动细胞，由 α 运动神经元和 γ 运动神经元的轴状突组成，经椎间孔，分布至骨骼肌，支配其运动。

后根起于脊神经节的假单极细胞，其中枢突进入脊髓，周围突加入脊神经，传导皮肤、肌肉、关节及韧带的感觉。每个后根有 1 个脊神经节，位于椎间孔内，在后根与前根汇合前的位置。

前、后根在椎管内向椎间孔走行穿过各层脊膜时，各层脊膜分别呈鞘状包绕于两根的周围，并于软脊膜与蛛网膜之间保留与蛛网膜下隙相通的间隙。硬脊膜亦在该部与椎间孔的骨膜和脊神经外膜融合在一起，对脊神经和脊髓具有支持和固定作用。C_5 至 C_8 脊神经前支和 T_1 前支的大部分组成臂丛。

二、脊神经

脊神经由躯体神经纤维和内脏神经纤维合成，躯体神经和内脏神经都含有运动纤维和感觉纤维，因此，脊神经实际含有四种纤维成分，如图 2 - 13 所示。

脊神经穿出椎间孔后即分为 3 支：前支、后支和脊膜支。C_1 至 C_4 脊神经前支组成颈丛；C_5 至 C_8 脊神经前支和 T_1 前支的大部分组成臂丛。

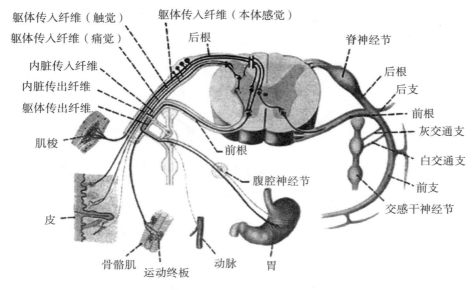

图 2-13 脊神经的组成和分布模式图

（一）前支

（1）颈丛：由第 1~4 颈神经前支和第 5 颈神经前支的一部分相互交织构成，位于胸锁乳突肌与颈深肌群之间。发出以感觉为主的 4 支皮神经和膈神经。此外，形成颈丛的前支直接发出一些短神经支配颈深部肌，如头前直肌、头侧直肌、头长肌和颈长肌，如图 2-14 所示。

颈丛的主要分支：

枕小神经（$C_2 \sim C_5$）：于胸锁乳突肌后缘上行达枕部皮肤与上方的枕大神经和下方的耳大神经相交连。

耳大神经（$C_2 \sim C_5$）：由胸锁乳突肌外方向前上方行至耳下，分布于耳垂及耳后隆突部皮肤。

颈皮神经：由胸锁乳突肌后线向前分成数支达颈部皮肤。

锁骨上神经：由臂丛向后下方行走，止于胸部和肩部皮肤。

运动支分布于胸长肌、斜角肌等颈深部肌肉及舌下肌。

膈神经沿前斜角肌下行，穿过锁骨下动、静脉之间降至膈肌中心腱附近达膈肌。

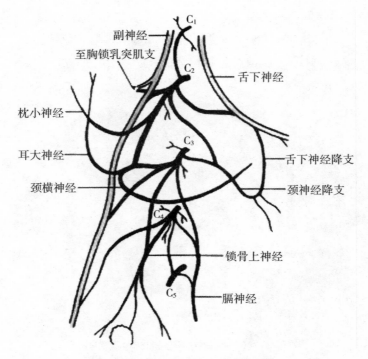

副神经

至胸锁乳突肌支

枕小神经

耳大神经

颈横神经

C_1

C_2 舌下神经

C_3

舌下神经降支

颈神经降支

C_4

锁骨上神经

C_5 膈神经

图 2-14 颈丛的组成及颈袢示意图

（2）臂丛：臂丛由 C_5 至 C_8 和 T_1 的脊神经前支构成。该丛的主要结构先经斜角肌间隙向外侧穿出，继而在锁骨中段的后方行向外下进入腋窝。组成臂丛的 5 条脊神经前支经过反复分支、交织和组合后，最后形成 3 个神经束。在腋窝内，3 个神经束分别走行于腋动脉的内侧、外侧和后方，将该动脉的中段包围在中间。这 3 个神经束也因此分别被称为臂丛内侧束、臂丛外侧束和臂丛后束，臂丛的主要分支多发自这 3 条神经束。臂丛在斜角肌间隙处恰位于锁骨下动脉的后上方，此处臂丛的神经束最为集中，且位置较浅，为臂丛阻滞麻醉的定位标志。

臂丛分支较多，根据发出的部位将其分为锁骨上分支和锁骨下分支两大类。锁骨上分支在锁骨上方发自臂丛尚未形成 3 条神经束之前的各级神经干，锁骨下分支则在锁骨下方发自臂丛的内侧束、外侧束和后束，如图 2-15 所示。

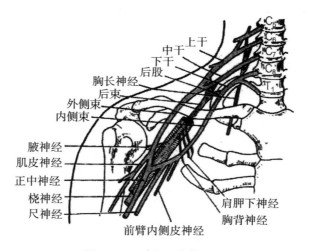

图 2 - 15　臂丛组成模式图

（二）后支

颈神经后支的运动纤维支配相应体节的背侧肌，感觉纤维分布于颈部皮肤，第 1 颈神经后支又称枕下神经，属于运动神经，主要支配枕下三角周围诸肌。第 2 颈神经后支最大，其内侧支又称为枕大神经，支配枕骨下部肌肉并发出感觉性末梢与枕动脉伴行分布于上项线以上的颅顶皮肤。枕大神经绕头下斜肌时，发出分支与枕下神经和第 3 颈脊神经后支相连形成颈后神经丛。C₁、C₂ 颈脊神经分别从寰枕和寰枢间狭窄的骨性间隙穿出，在外伤、颈部过度后伸时，很容易受到挤压和刺激。

（三）交通支

为连于脊神经与交感干之间的细支，可分为两类：白交通支源于脊髓灰质侧角的多级神经元，由脊神经进入交感干的有髓神经纤维构成，属于内脏运动纤维；灰交通支由交感干内的神经元发出的节后神经纤维构成，为无髓神经纤维。

（四）脊膜支

交通支在脊神经分为前支和后支之前发出，逆向走行，有交感神经节后纤维加入，经椎间孔进入椎管。在椎管内分为较粗的升支和较细的降支，与相同神经相互吻合构成脊膜前丛和脊膜后丛，上方进入颅内，下方与胸脊髓段相延续，分布于脊膜、椎骨、韧带、关节囊及脊髓血管等部位。

（周英杰）

第三节　颈部交感神经的解剖

脊髓颈段不直接发出交感神经纤维，细胞的起源一般位于第 1～2 胸节段灰质外侧中间柱内，由此发出的节前纤维在交感干内上升，在颈上神经节或有时在颈中神经节交换神经元后，节后纤维至头颈的汗腺、唾液腺、泪腺、脑下垂体、瞳孔开大肌、上睑以及头颈血管等，包括颈动脉窦。甲状腺神经由颈中神经节或颈上、中、下神经节接收交感神经，其行程或者沿颈外动脉分支达到唾液腺，或者沿颈丛的分支达到颈部皮肤，如图 2－16 所示。

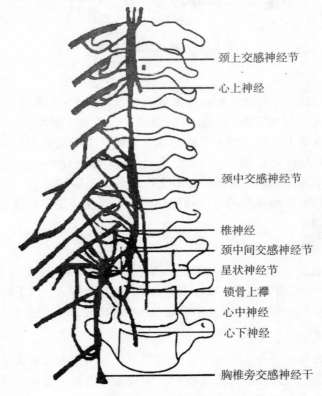

图 2－16　颈椎旁交感神经

一般情况下，1/3 的颈部交感神经链由 3 个颈部交感神经节所组成，2/3 由 4 个神经节组成，即上、中、中间和下节，上节和下节一般恒定。交感神经链位于颈长肌的浅面、椎体的两旁和椎前筋膜的深面，有时即位于该筋膜中。交感神经链位于颈总动脉和颈内动脉的后方，在手术时如见到交感神经节，就不难寻找交感神经。

颈交感干位于颈血管鞘后方，颈椎横突的前方。一般每侧有 3～4 个交感神经节，多者达 6 个，分别称颈上、中、下神经节。颈上神经节最大，呈梭形，位于第 1～3 颈椎横突前方，颈内动脉后方。颈中神经节最小，有时阙如，多者达 3 个，位于第 6 颈椎横突处。颈下神经节位于第 7 颈椎横突根部的前方，在椎动脉的始部后方，常与第 1 胸神经节并发成颈胸神经节（亦称星状神经节）。

颈部交感干神经节发出的节后神经纤维的分布，可概括如下：①经灰交通支连于 8 对颈神经，并随颈神经分支分布至头颈和上肢的血管、汗腺、竖毛肌等；②直接至邻近的动脉，形成颈内动脉丛、颈外动脉丛、锁骨下动脉丛和椎动脉丛等，伴随动脉的分支至头颈部的腺体（泪腺、唾液腺、口腔和鼻腔黏膜内腺体、甲状腺等）、竖毛肌、血管、瞳孔开大肌；③发出的咽支，直接进入咽壁，与迷走神经、舌咽神经的咽支共同组成咽丛；④3 对颈交感干神经节分别发出颈上、中、下心神经，下行进入胸腔，加入心丛。

（周英杰）

第三章 上颈椎创伤的物理检查

上颈椎创伤的物理学检查，是正确诊断脊柱脊髓损伤的基础。首先要熟悉上颈椎脊柱脊髓的解剖、生理和生物力学的关系及损伤后临床表现。检查时，暴露要充分，防止遗漏；同时牢记全身检查与局部检查并举的要领，因为人体是一个多系统、多器官之间紧密联系的整体，切忌只见局部忽略整体。要进行对比检查：左右对比，伤侧与健侧对比，上下邻近组织对比，病程前后对比。由于脊柱的解剖学及功能上的特点，神经系统的检查是至关重要的。有目的的鉴别诊断、定位诊断检查是必不可少的，因此在物理学检查中应对此给予足够的重视。物理学检查的目的是通过必要的检查，对上颈椎创伤得到一个初步的诊断，并提出进一步特殊检查的方向，最后确诊以决定切实有效的治疗方案及估计预后。一般用视诊、触诊、叩诊或听诊进行检查，同时还常用运动和测量的手段检查。在进行检查时除常用的叩诊锤、听诊器外，还要借助卷尺、棉签、大头针等工具。

第一节 全身检查

上颈椎创伤通常由暴力所致，其本身较为严重，死亡率和致残率较高，致伤瞬间可因致伤物的作用导致脊柱以外其他部位的损伤，如颅脑损伤、胸腹脏器损伤和骨关节损伤等。系统的全身检查有利于脊椎损伤全面准确的诊断，避免误诊和漏诊，对于治疗方法的选择有着重要的意义。

一、生命体征检查

生命四大体征包括呼吸、体温、脉搏、血压。上颈椎伤病与脊柱其他部位相比，更容易导致生命体征的改变。因此，对该类患者进行生命体征的检查和监测是上颈椎伤病临床诊治中的重要环节，对于病情判断、急救处理和后续治疗均具有重要意义。

二、并发伤检查

高能量暴力也可同时对全身其他部位造成更为严重的损伤，如颅脑、胸腹脏器损伤等，因此，对上颈椎创伤的患者应着重注意全身并发伤的检查。

（一）颅脑损伤

颈椎损伤易伴发颅脑损伤，占颈椎损伤的 10% ~ 20%，而上颈椎损伤伴发颅脑损伤则更常见，占上颈椎损伤的 50% ~ 70%。因此应注意检查头颅损伤情况、生命体征及瞳孔变化等，以免遗漏颅脑损伤情况，导致病情恶化，丧失抢救时机，特别是上颈椎损伤更应引起注意。

（二）胸腹脏器损伤或原有疾患

颈椎损伤往往并发气胸、血胸和腹腔内大出血等致命伤。这些部位也可能有结核、肿瘤、陈旧性损伤等原发性病变，从而加重损伤，或因损伤而复发，故应注意胸、腹部的物理检查，避免仅顾及骨科损伤、急性损伤的诊治而忽视其他病变或损伤。

（三）上颈椎以外其他部位的骨关节检查

检查时应注意有无颈椎多处伤，如上下颈椎多发伤，此外也应注意有无胸腰椎损伤和四肢骨关节损伤。

（崔宏勋）

第二节　上颈椎的一般检查与特殊检查

一、一般检查

颈椎的物理学检查包括常规全身体格检查，同时结合不同伤病进行一些特殊的专科检查，检查时注意充分暴露颈肩部和相关部位，必要时暴露上身甚至下肢。检查时针对不同伤病采取不同的体位，急性颈椎损伤一般采用仰卧位，陈旧性损伤和其他疾患可用坐位或卧位。

（一）视诊

1. 头颈部姿势　斜颈或旋转畸形常见于上颈椎伤病，如各种原因引起的寰枢椎旋转脱位、寰椎骨折或齿状突畸形等。头颈部僵硬见于颈部外伤、颈型或根型颈椎病急性发作期，也可见于炎性疾病如类风湿、结核、急性炎症等。颈部明显的畸形一般为严重骨折脱位或发育畸形的表现。由于伤病程度不同，临床表现也轻重不一。

2. 颈部外形　观察颈部是否对称，生理曲度是否存在，肌肉有无萎缩等。外观肿胀或包块主要应考虑颈部炎症、肿瘤和创伤。由于颈部皮肤活动度大，皮下炎症或出血、气肿等可引起广泛肿胀，严重者可压迫气道影响呼吸，应引起重视。

（二）触诊

颈前部触诊主要检查是否存在软组织包块。沿一侧胸锁乳突肌内缘将甲状腺、气管推向对侧后可以扪及椎体前方，如有明显的压痛常提示该部位的损伤。颈椎后方棘突位置浅在，便于触诊确定是否有伤病。可依 C_7 棘突逐个向上以拇指按压棘突、棘间隙、椎旁肌。颈椎后方的压痛点提示相关区域的疾患，对诊断颈椎伤病有较大意义。棘突压痛一般见于颈椎节段性不稳，对于早期颈椎病或颈椎损伤的诊断有定位意义。椎旁压痛常提示脊神经根受累，如颈椎病患者常有沿斜方肌走行的压痛点。对于颈椎急性外伤患者，要注意触诊手法的正规和轻柔，防止加重损伤。

（三）颈部运动功能检查

颈椎的运动主要为伸、屈、左右侧屈和左右旋转，正常颈椎在此 6 个方向的运动均有一定的范围：颈椎的前屈为 80°～90°，后伸为 70°，左右侧屈各为 20°～45°，左右旋转各为 70°～90°。精确的运动功能检查应嘱患者充分暴露颈部和上身，采用量角器进行测量。颈部外伤、炎症、退行性疾病以及肿瘤等均可引起颈部活动范围的改变。头部的屈伸运动主要发生于寰枕关节，旋转运动主要发生于寰枢关节，头颈大幅度伸屈主要发生在 C_5～C_7 节段，颈椎侧屈主要发生在 C_3～C_5 节段。临床上要注意将不同运动的改变与颈椎不同部位相结合来考虑病变。同时要注意，在急性颈椎损伤时，各种被动的颈部运动检查是禁忌的，必要的检查必须在严密的监测下由有经验的医师进行。

二、特殊检查

临床常用的颈椎特殊检查有以下 4 种。

（一）Fenz 征

又称前屈旋颈试验。检查时令患者头颈部前屈，然后向左右做旋转活动，若出现颈部疼痛即为阳性，提示颈椎小关节突病变（图 3-1）。

（二）椎间孔挤压试验（Spurling Test）

又称击顶试验或压顶试验。检查时令患者头颈向患侧略屈曲，检查者按压其额顶部，或将左手掌置于患者头顶，右手握拳轻轻叩击左手背部，如出现一侧的上肢放射痛或麻木即为阳性，提示脊神经根受到压迫（图 3-2）。

（三）椎间孔分离试验

又称引颈试验。检查时患者端坐，检查者双手托住患者下额及枕部，逐渐向上牵引，若此时原有神经根症状（如上肢麻木、疼痛）减轻则为阳性，提示神经根受到压迫（图3－3）。

（四）臂丛牵拉试验（Eaten Test）

患者坐位，头颈屈曲并向一侧旋转。检查者立于对侧并以一手抵于颞部作抵抗，一手牵拉患者手腕水平牵拉其上肢，若此时上肢出现疼痛或麻木症状即为阳性，提示可能为根型颈椎病、臂丛神经损伤或前斜角肌综合征（图3－4）。

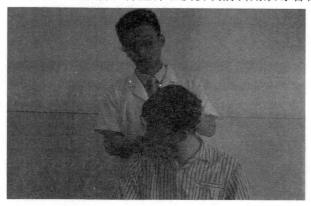

图3－1　前屈旋颈试验

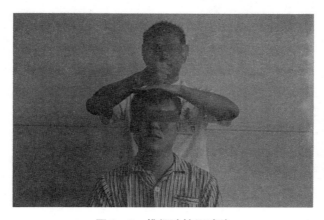

图3－2　椎间孔挤压试验

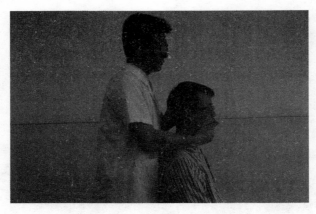

图 3 - 3 椎间孔分离试验

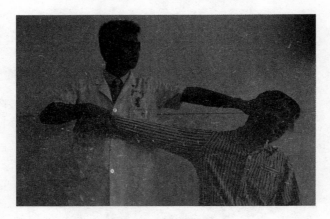

图 3 - 4 臂丛牵拉试验

（崔宏勋）

第三节 相关的神经系统检查

一、感觉功能检查

感觉检查要求患者意识清楚并合作，对于意识不清的患者，可以通过观察患者对疼痛的反应而粗略估计其感觉功能的状况，检查时要避免暗示（如给予刺激后再问"有""无"），应在检查前告知患者在受到刺激后立刻主动做出回答。要求检查者熟练掌握全身感觉皮节和周围神经分布，按照分布范围以及感觉消失区－减退区－正常区－过敏区的顺序进行有条理的检查，注意左右对比，准确判定感觉程度。反复细致地检查是确保获得感觉功能状况的前提。脊髓的节段性感觉分布如图 3 – 5 所示。

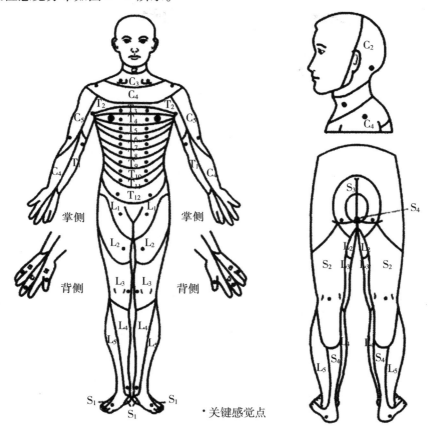

图 3 – 5　脊神经感觉支配分布图

（一）浅感觉检查

（1）触觉：用棉絮轻触皮肤或黏膜，嘱患者闭目，每次有感觉时回答"有"，注意接触的强度一致，但频度不能一致，避免患者找到规律而错误回答。

（2）痛觉：用大头针的两头以均匀力量轻刺患者皮肤，嘱患者回答痛与不痛、尖与钝。检查时自上而下，两侧对比。为了判断患者回答是否正确，可间隔以大头针的钝端刺激，或用手指尖触之。

（3）温度觉：包括温觉和冷觉。检查时分别用盛有 5 ~ 10℃ 冷水和 40 ~ 45℃ 温水的试管交替接触皮肤，嘱患者回答"冷"或"热"，注意试管温度不能低于 5℃ 或高于 45℃，否则会引起痛觉。

（二）深感觉检查

（1）振动觉：将振动的音叉置于患者骨突部位（踝部、棘突、胸骨、锁骨、髂嵴、腕关节等），嘱患者回答振动的有无和持续时间。因骨髓具有共鸣作用，所以在骨突处容易测定。注意振动觉可以随着年龄的增长而逐渐减退甚至完全消失。

（2）关节觉检查：嘱患者闭目，检查者捏住患者的手指或足趾轻轻做被动屈伸运动，嘱患者回答活动后、前、静止位置的方向关系，如"向上"或"向下"，同时运动幅度从小到大，以确定关节觉的减退程度。

（3）位置觉：将患者肢体摆放在某一确定位置，然后嘱其回答其所处的位置。

（三）复合感觉检查

（1）皮肤定位觉：是检查患者对触觉的定位能力。检查时令患者闭目，用棉花或手指轻划患者皮肤后，让患者用手指指出刺激的部位。如浅感觉正常而皮肤定位觉障碍，一般提示皮质病变。

（2）两点辨别觉：检查患者对一点还是两点刺激进行辨认的一种方法。检查时用两脚圆规、手指尖或针尖同时轻触皮肤，距离由大到小，测定能区别两点的最小距离，正常以舌尖距离最小，约为1mm，指尖约2～4mm，手掌约8～12mm，手背约20～30mm，以背部、上臂及股部的距离为最大。应比较两侧对称部位。如果触觉正常而两点辨别觉异常则为顶叶病变。

（3）实体觉：用于触摸物体后可确定该物体名称的能力称为实体觉。检查时患者闭目，将一熟悉的物体（如钥匙、硬币等）放入患者手中。嘱触摸之后说出该物的属性与名称，先试患侧，后试健侧。

（4）图形觉：是辨认写于皮肤上的字或图形的能力。检查时嘱患者闭目，用手指或其他东西（如笔杆等）在患者皮肤上划一图形，如三角形、圆形或1～9的数字，由患者说出所划图形或数字。

二、运动功能检查

运动功能的改变是脊髓损伤的常见表现。常规的运动检查包括肌营养、肌张力、肌力、共济运动和步态等。

（一）肌营养

可通过肌容积的观察确定肌肉的营养状况，肌容积的变化表现为肌肉萎缩或肌肉肥大。检查时重点观察舌肌、大小鱼际肌、股四头肌、腓肠肌等。一般以测量肢体的周径确定萎缩或肥大的程度，测量时一般以生理性骨突（如上肢的尺骨茎突、下肢的髌骨等）为标志点，在其上下一定距离处测量肢体的周径。急性创伤时，一般无肌营养性改变。应当注意正常情况下双侧肢体可有轻度差异。

（二）肌张力

肌张力的定义为肌肉在静止状态下的紧张度，即在肌肉松弛时被动运动中所遇到的阻力。注意在温暖的环境和舒适的体位下进行肌张力检查，检查时要求患者尽量放松，先检查肌肉硬度，然后以不同速度和幅度来回活动某一关节，体会活动时的阻力。肌张力减低一般见于脊髓前角病变、脊髓后索病变、小脑病变，也可见于脑或脊髓急性病损的休克期。肌张力增高分为痉挛性和强直性两类。痉挛性肌张力增加见于锥体束受损，临床检查时表现为被动运动时肌张力突然增高，到一定程度时又突然消失，即所谓"折刀征"。强直性肌张力增加见于锥体外系病变，该种肌张力增加无论动作速度、幅度、方向如何，均表现为同等的阻力，又称"铅管样强直"。根据改良 Ashworth 分级，将肌张力分为以下 0 ~ 4 级，共 6 个级别。

0 级：肌张力不增加，被动活动患肢在整个范围内均无阻力。

1 级：肌张力稍增加，被动活动患肢在终末时有轻微的阻力。

1^+ 级：肌张力稍增加，被动活动患肢时在前 1/2 被动活动中有轻微的"卡住"感觉，后 1/2 被动活动中有轻微的阻力。

2 级：肌张力轻度增加，被动活动患肢时在大部分被动活动内均有阻力，但仍可活动。

3 级：肌张力中度增加，被动活动患肢时在整个被动活动内均有阻力，活动比较困难。

4 级：肌张力高度增加，患肢呈现僵直状态，不能活动。

（三）肌力

指患者在主动运动时肌肉收缩的力量。检查时注意观察肢体的活动是否有力，双侧是否对称，嘱患者按一定顺序活动各个关节，同时检查者施加一定的阻力，根据克服阻力情况测定其肌力。当肌力减弱不明显时，也可用轻瘫试验确定。此时嘱患者上肢向前平伸，或卧位后下肢平伸抬起，患肢会逐渐下垂，无法持久平伸，据此可观察肌力的下降。由于诊断的需要，可进一步测定各肌肉的肌力，以利于病变的定位。

根据肌力的情况，一般将肌力分为以下 0 ~ 5 级，共 6 个级别。

0 级：完全瘫痪，测不到肌肉收缩。

1 级：仅测到肌肉收缩，但不能产生动作。

2 级：肢体能在床上平行移动，但不能抵抗自身重力，即不能抬离床面。

3 级：肢体可以克服地心引力，能抬离床面，但不能抵抗阻力。

4 级：肢体能做对抗外界阻力的运动，但不完全。

5 级：肌力正常。

（四）脊髓损伤 ASIA 分级

A. 完全性损伤：骶段 $S_{4\sim5}$ 无任何运动及感觉功能保留。

B. 不完全性损伤：神经平面以下，包括骶段 $S_{4\sim5}$ 存在感觉功能，但无任何运动功能。

C. 不完全性损伤：神经平面以下有运动功能保留，一半以上的关键肌肌力 < 3 级。

D. 不完全性损伤：神经平面以下有运动功能保留，一半以上的关键肌肌力 ≥ 3 级。

E. 正常：感觉和运动功能正常。

三、反射功能检查

反射是人体对感觉刺激所引起的非随意运动反应。组成反射弧的任何部分（感受器、传入神经、反射中枢、传出神经和效应器）的病损，均可导致反射异常。反射检查分为浅反射、深反射和病理反射。

（一）浅反射检查法

刺激皮肤或黏膜引起的反射称为浅反射，主要见表 3 - 1。

表 3 - 1　浅反射检查法

反射名称	检查方法	反应形式	运动肌肉	定位节段
角膜反射	棉絮轻触角膜	闭同侧眼睑	眼轮匝肌	大脑皮质和脑桥
咽反射	压舌板轻触咽后壁	软腭上举，作呕	咽缩肌	延髓
腹壁反射（上）	沿肋弓自外向内轻划腹壁	上腹壁收缩	腹横肌	T_7、T_8
腹壁反射（中）	自腹中部自外向内轻划腹壁	中腹壁收缩	腹斜肌	T_9、T_{10}
腹壁反射（下）	沿腹股沟自外向内轻划腹壁	下腹壁收缩	腹横肌	T_{11}、T_{12}
提睾反射	轻划采购员内侧皮肤	睾丸上提	提睾肌	L_1、L_2
足底反射	轻划足底	足趾及足向跖面屈曲	屈趾肌等	S_1、S_2
肛门反射	刺激肛门	外括约肌收缩	肛门括约肌	S_4、S_5
球海绵体反射	针刺阴茎头背部或轻触龟头	阴茎和肛门收缩	球海绵体肌和肛门外括约肌	S_2、S_4

（二）深反射检查法

刺激肌肉、肌腱、骨膜和关节的本体感受器所引起的反射为深反射。另有类逆转反射，是指某个肌腱反射消失，而其拮抗肌或邻近的肌腱反射出现亢进的特殊现象。常用的与颈椎伤病有关的深反射见表3-2。

表3-2 深反射检查法

反射	检查方法	反射	肌肉	节段定位
肱二头肌腱反射	屈肘，检查者一手托肘部，拇指按二头肌腱部，用锤击拇指	前臂屈曲	肱二头肌	$C_5 \sim C_6$
肱三头肌腱反射	肘略屈，锤击三头肌腱始部	前臂伸展	肱三头肌	$C_6 \sim C_7$
桡骨膜反射	肘微屈，前臂旋后，轻击桡骨外下1/3	前臂屈曲腕指背屈	肱桡肌、肱二、三头肌，旋前圆肌	$C_5 \sim C_8$
膝腱反射	膝略屈，叩击膝腱	膝关节伸展	股四头肌	$L_2 \sim L_4$
跟腱反射	仰卧，髋外展外旋一手托足跟，叩击跟腱	踝关节跖屈	腓肠肌	$S_1 \sim S_2$

（三）病理反射

当中枢神经系统受损时脊髓前角运动神经元的抑制作用解除后出现的异常反射，称为病理反射。与颈椎伤病有关的病理反射如表3-3。

表3-3 病理反射

名称	检查法	表现
Hoffmann 征	前臂旋前，掌面向下，检查者向掌侧弹拨中指指甲	拇指和其他各指迅速屈曲
Babinski 征	锐器在足底外侧缘，自后向前快速划过	踇趾背伸，外展余趾呈呈扇形分开
Chaddock 征	以锐器自外踝处由后向前快速划过	踇趾背伸
Oppenheim 征	检查者用拇指沿胫骨自上而下擦过	踇趾背伸
Rossolimo 征	快速叩击足趾的跖面	足趾跖屈
Gordon 征	检查者用手挤压腓肠肌	踇趾背伸

（四）阵挛

阵挛是腱反射亢进的进一步表现，是肌腱受到牵拉而发生有节律的肌肉收缩，常见的有髌阵挛和踝阵挛。出现阵挛的临床意义是表明有锥体束的损害。

（1）腕阵挛：前臂伸直，检查者手握患者手指并迅速有力地推向背侧，持续用力。可见腕关节有节律地运动。

（2）髌阵挛：患者仰卧，膝盖节伸直位，检查者用手夹住髌骨上缘，突然向下推髌骨，并维持一定的推力。阳性者可见由于股四头肌收缩导致的髌骨节律性上下滑动。

（3）踝阵挛：患者仰卧，膝关节半屈，检查者握住患者足部，突然使踝关节背屈，并维持一定的推力。阳性者可见踝关节节律性屈伸运动。

（五）反射的临床意义

（1）反射的不对称性变化是神经系统病变的表现，对称性的减弱或增强可能是生理性的。

（2）反射减弱或消失表示反射弧的中断或抑制。腹壁、提睾、足底反射同时拥有脊髓的节段性反射弧和皮质反射弧，后者的传出纤维与锥体束同行，两者可同时受损。因此，临床上若这些反射减弱，可以是节段性反射弧的病损，也可以是锥体束病损引起。另外，皮下脂肪过厚、急腹症、尿潴留、老年人腹壁松弛等原因可导致反射减弱。

（3）反射亢进表示大脑皮质运动区域和锥体束受损。

（4）患者出现一侧腱反射亢进、浅反射减弱时，表示皮质运动区或锥体束受损。如果浅反射、深反射均减弱或消失而无病理反射，常提示周围神经病损或肌病。如深反射正常或对称性增强，腹壁反射活跃，足底反射正常，无病理反射，常提示嗜睡症等神经功能性障碍。

（5）病理反射阳性表示大脑运动皮质或锥体束受损，一般在反应强烈或者明显不对称时才有临床意义。

四、自主神经检查

（一）一般检查

（1）体温及脉搏：包括腋窝、口腔、直肠的温度，坐位、立位、卧位的血压、脉搏等情况。

（2）皮肤色泽、温度、汗腺分泌和营养状况：皮肤出现潮红、发热、潮湿、角化过度、脱皮等情况表明有刺激性病变。皮肤出现发绀、发凉、干燥、皮下组织轻度水肿、指甲脆化、毛发脱落、营养性溃疡等表明破坏性病变。

（3）括约肌功能情况：高位脊髓病损出现尿失禁、大便秘结或失禁。球海绵体反射表现为用手挤压阴茎头或阴蒂引起球海绵体肌和肛门外括约肌的收缩，由于球海绵体肌收缩有时不易察觉，可用事先插入肛门的手指来感觉肛门外括约肌的收缩；在脊髓休克期时为阴性，脊髓休克期过后为阳性。脊髓损伤过后发现球海绵体阳性，表示脊髓已经度过休克期，其后的临床观察和神经系统检查发现神经功能完全丧失，可判定为完全性损伤。

（4）性功能情况：自主神经低级中枢损伤可出现阳痿或月经不调。

（二）自主神经反射

（1）颈动脉反射：用手指压迫颈动窦处，测量压迫前后脉率变化。临床意义：正常人通过压迫颈动脉窦而刺激迷走神经，可导致脉搏减慢 6～8 次/分。迷走神经紧张者可减少 8 次/分以上，交感神经紧张者无反应。对颈动脉窦过敏、心脏病、低血压和颅内压增高者禁忌。

（2）眼心反射：患者平卧，平静状态下测定脉律。然后嘱患者闭眼，检查者压迫其双侧眼球（以无疼痛为度）。20～30s 后测试心率变化，正常人可降低 10～20 次/分。临床意义：交感神经兴奋者此反射减弱或消失，迷走神经麻痹者无此反应，迷走神经紧张者则超过此次数。

（3）立毛反射：搔刮或用冷的物体刺激颈部（或腋窝、斜方肌上缘等）皮肤，临床意义：正常人在 4～5s 后出现立毛反应，15～20s 后消失，迷走神经麻痹者无此反应。

（4）Horner 综合征：T_1 以上交感干受到压迫，会出现患侧面部潮红、无汗、瞳孔缩小、眼裂变窄、上睑下垂、眼球内陷等症状。

（三）特殊自主神经功能检查

（1）皮肤划痕征：用棉签在皮肤上划一线。临床意义：正常者在划痕后数秒钟内出现先白后红的条纹，若红色划痕持久不退，甚至局部出现水肿者，表明迷走神经兴奋性增强；如只出现白色划痕，表明血管痉挛，是交感神经兴奋性增强的表现。

（2）出汗试验：采用促进泌汗功能的药物，人为造成出汗，从而观察出汗障碍分布情况。临床意义：脊髓横断损伤时，服用阿司匹林后，病损节段以上脊髓支配的区域以上节段依然出汗，病变节段以下所支配区域无出汗。脊髓中央灰质或前根损伤时，病变节段所支配的区域，服用阿司匹林或在高温环境下反射性出汗消失，但毛果芸香碱仍然可导致出汗。如果交感神经节或周围神经病变，出汗完全障碍，所有方法均不能导致出汗。

五、步态检查

即在行走时表现的步态，是检查神经系统和肌肉功能的重要项目。

（一）检查方法

（1）时间测定法：正常步行时左足跟着地到右足跟着地称 1 步，同足之间的距离称为步幅。第 1 次左足跟着地到第 2 次左足跟着地称为重复步，两者的距离称为重复步步幅，每分钟的步数称为步行率。足跟着地的时间称为立脚期，足尖离地的时间称为游脚期。检查步行时要求患者脱去外裤，并且各个方向反复观察步幅、步行率、运动是否对称、运动是否灵活、上肢的协调运动（过多或过少）、头肩的位置、骨盆的活动度、躯干的活动情况（前倾或后倾、左右倾斜）和行走中重心转移情况等。立脚期和游脚期的比率：如果一侧出现平衡能力下降，必然导致该侧的立脚期短。立脚期的动作：正常者应足跟先着地，以后足趾着地。游脚期足与躯干的关系：注意游脚期躯干倾斜或移位的方向。关节疾病患者，行走刚先移动躯干后抬足；小脑病变患者相反，躯干落后于游脚期。

（2）角度观测法：正常成人的重心位于通过两足间的中点所做的垂直线上。以足底连线为基线，重心位于身高的55%处。正常步行时身体重心的移动在上下和左右方呈一正弦曲线。重心上下运动以立脚初期（足跟着地）最低，中期最高，振幅约4.5cm。重心左右呈水平方向移动，振幅约3cm。临床可通过连续摄影分析重心变化。

（3）步态自动分析仪：目前已经应用于临床，可自动显示患者步态异常和异常的种类。

（二）临床上对颈椎伤病诊断和鉴别诊断有意义的常见异常步态

颈椎伤病导致的锥体束损害一般引起蹒跚步态、截瘫步态等。前者注意和小脑损伤引起的蹒跚步态相鉴别。截瘫步态又称剪刀步态，截瘫患者的双下肢强直内收，步行时呈剪刀状。同时注意与震颤性麻痹引起的慌张步态、进行性肌营养不良引起的肌病步态、弛缓性麻痹引起的跨阈步态等多种步态鉴别。

（崔宏勋）

第四章　上颈椎创伤的影像学检查

第一节　X线检查

X线平片是诊断上颈椎损伤中最基本和最常用的技术。作为一种历史超过百年的影像学手段，X线平片不仅简单和便宜，同时又具有相对可靠的诊断准确性，因此在骨关节领域具有不可取代的作用。虽然新的影像技术不断出现，但在上颈椎的影像诊断中，X线平片依然保持着最基础、最常用的地位。

一、X线检查技术

上颈椎常规X线检查应包括正位和侧位。若需观察小关节面和椎弓根时应加摄斜位片，需明确脊柱活动度及稳定性时，应加摄过伸过屈侧位片。上颈椎常用的X线平片检查技术有以下几种。

（一）正侧位片

常规摄正位和侧位两个相互垂直的位置，基本可以显示整个颈椎的形态。正位片可以显示椎体有无侧弯，棘突有无偏斜，椎体是否对称，有无畸形，椎体间隙是否正常，还可显示齿状突的形式。正位X线片上，颈椎椎弓根自上而下基本等大且边缘呈直线，棘突位于椎体中央，颈椎横突短而宽，位于两侧，棘突和横突间显示椎板和椎弓，椎弓上下可见关节突。椎体两侧后方钩状突为钩椎关节（Luschka 关节）。侧位X线片上，颈椎前凸呈弧形排列，各椎体呈方形，上、下面平整，椎间隙前高后低，椎体后方为密度减低的椎板、关节突，其后为棘突，椎弓根上下缘狭窄凹陷为颈椎骨上、下切迹，相邻切迹间形成椎间孔，并可显示明显的4条弧线，即椎体前缘、椎体后缘、关节突和棘突基底部（图4-1）。

（二）$C_1 \sim C_2$ 开口位

通过口腔投照摄片，避开下颌骨的重叠，以显示 $C_1 \sim C_2$ 解剖形态及其相互位置关系的变化，可显示齿状突的形状及寰椎两侧块与齿状突之间呈等距离关系（图4-2）。

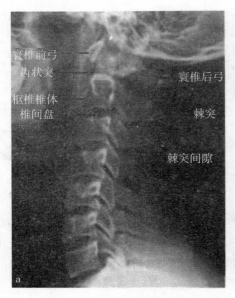
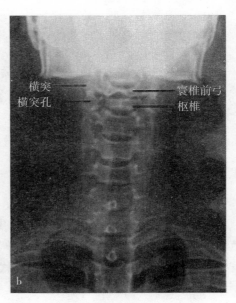

寰椎前弓
齿状突
寰椎后弓
枢椎椎体
椎间盘
棘突
棘突间隙
横突
横突孔
寰椎前弓
枢椎

图4-1　a. 正常颈椎正位片；b. 正常颈椎侧位片

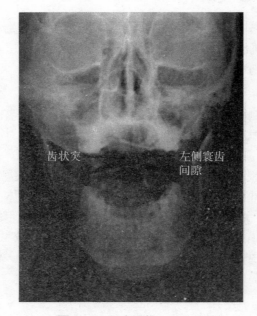

齿状突
左侧寰齿间隙

图4-2　正常颈椎开口位片

（三）动态侧位片

令患者过度伸展和屈曲，再摄X线侧位片，可观察上颈椎的活动度和脊椎的生理弧度是否改变，了解上颈椎稳定性及上颈椎损伤状况。急性创伤时不宜采用动态摄片（图4-3）。

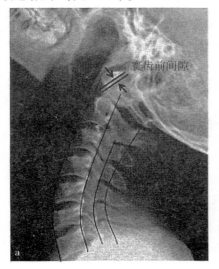
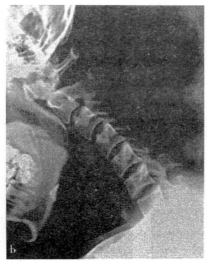

图4-3 a. 正常颈椎过伸侧位片；b. 正常颈椎过屈侧位片

（四）斜位片

X线球管左倾或右倾45°，可显示椎间孔、关节突关节和椎弓根的形态、位置变化，也可显示寰椎后弓（图4-4）。

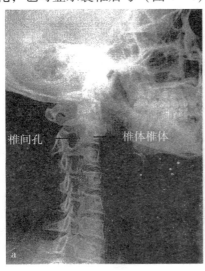
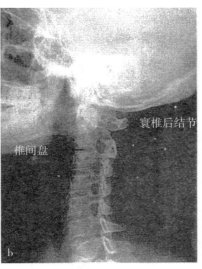

图4-4 a. 正常颈椎右斜位片；b. 正常颈椎左斜位片

（五）断层摄片

一种特殊的 X 线摄片，可避免常规 X 线摄片在脊柱解剖结构上的重叠，可对拍摄部位较清晰地连续多层显示，对早期病变发现明显较平片优越，可提高病变的检出率，但体层摄影对人体辐射剂量较平片大。该方法是 X 线曝光时球管和胶片保持协调反向的运动，这样 X 线始终通过的某一层面持续投影在同一部位被清晰地显示，其他层面由于不能持续投影而影像模糊。普通 X 线片可能忽略较深脊柱解剖或周围结构掩盖的细小病变时可采用断层摄片，能清晰显示微小骨折或无椎体移位的骨折，尤其寰枢椎正侧位断层片可清晰显示齿状突形态和位置。但是随着 CT 等技术的发展，其临床应用价值减少。

二、X 线片阅读

颈椎呈一定的生理性前凸排列，阅片时应按一定顺序由整体到局部、由上而下分别观察颈椎的整体形态及生理序列，椎间隙及小关节，椎体、附件及周围软组织等结构。

X 线常可观察下列影像表现。

（一）颈椎曲线

从枢椎齿状突后上缘至 C_7 椎体后下角连线与椎体后缘间最大距离为颈椎曲度深度，常为 7 ~ 17mm。正位上棘突排列不连续应考虑病变，如椎体侧块或关节面骨折脱位（图 4 - 5）。

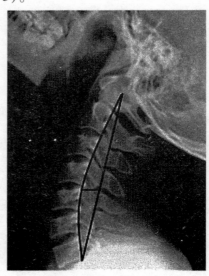

图 4 - 5　颈椎曲度深度

（二）颈椎弯曲角度

C_7 下缘切线与寰椎前后结节中点连线作两线垂直线，其交角 < 40°，则考虑有病变。

（三）椎体序列观察

White、Panjabi 测量位移距离及成角的方法。如果位移 > 3.5mm 且角度 > 11° 则应考虑颈椎不稳（图 4 – 6）。

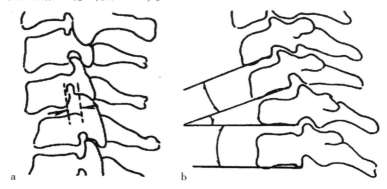

图 4 – 6　a. White 法测量位移距离；b. Panjabi 法测量成角

（四）椎前软组织影

椎体前方软组织肿胀，正常情况下于 C_1 椎体 > 10mm 或 $C_{3\sim4}$ 椎体 > 4～5mm 或 C_6 椎体 > 15～20mm，则提示局部软组织肿胀，可能存在创伤。成人咽后壁软组织厚度应 < 3～4mm，如超过则怀疑椎体病变（图 4 – 7）。

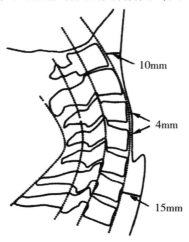

图 4 – 7　椎前软组织影

（五）椎管的测量

椎管基于椎体后缘连线与棘突前连线间的距离。常用 Pavlov 比值（即椎管矢径与椎体之比）判断椎管狭窄，<0.75 认为椎管狭窄（图 4 - 8）。

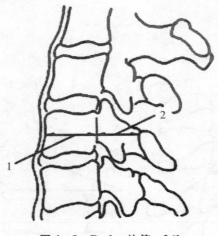

图 4 - 8　Pavlov 比值 = 2/1

（崔宏勋）

第二节　CT 扫描

一、成像原理

CT 扫描即计算机断层扫描（computed tomography），其基本原理是 X 线球管在高压发生器的作用下产生 X 线，X 线穿过人体不同密度组织器官，通过检测器获得的信息经模/数转换及计算机处理成 CT 图像。CT 成像具有便捷、快速、分辨率高的特点。其能清晰显示脊柱骨性结构、椎管内外、椎间盘等病变，并能分辨较复杂的解剖关系，更可通过重建技术弥补断面显示的不足，为脊柱疾病的定位、定性诊断等提供了有效的诊断手段（图 4 - 9）。

二、适应证

（1）显示无明显骨折脱位的微小损伤，或在普通 X 线片难以发现的异常。

（2）显示椎体和椎弓形态、椎管大小和完整性。

（3）用以明确多节段脊椎病变范围。

（4）用以诊断椎管内占位性病变和脊髓本身的损伤和病变。

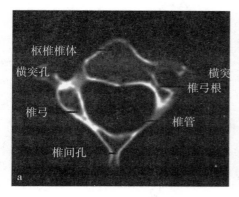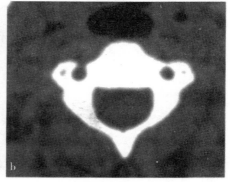

图 4 - 9　a. 正常枢椎（骨窗）；b. 正常枢椎（软组织窗）

三、检查方法

（一）普通扫描

又称平扫，即无任何外加因素下进行多层面连续扫描。患者一般采用仰卧位，先采用侧位片定位，然后根据病情需要设定扫描层次并标记在定位片上。每层的扫描厚度一般为 2mm，每层的间隔距离也为 2mm，上颈椎损伤，需要薄层 CT 扫描或进行三维重建，层厚可选择 1mm。

（二）增强扫描

静脉注射造影剂后再进行扫描的方法称为增强扫捕。造影剂目前采用水溶性碘造影剂，因此检查前必须进行碘过敏试验。造影剂引起的不良反应有荨麻疹、胃肠道不适、喉头水肿、低血压，甚至休克、死亡，临床应注意安全性。

（三）脊髓造影 CT 扫描

简称 CTM（computed tomography myelography），检查时先行椎管穿刺术，在蛛网膜下隙内注入水溶性碘造影剂，再行 CT 扫描。一般为保证造影剂能均匀弥散至整个蛛网膜下隙，常在穿刺后 4～6h 进行扫描，此时获得的图像质量最好。

四、正常颈椎的 CT 表现

（一）骨性结构

颈椎骨性结构的 CT 观察以横断面形态为主。正常的寰椎椎体由双侧的侧块和前后弓组成，横突短小，其上左右各有一个椎动脉孔。通过 CT 薄层扫描，可以精确地测量寰椎侧块的大小、与椎动脉和椎管的关系等，因此可以为侧块螺钉固定技术提供必要的参数，枢椎的薄层 CT 可以观察到齿状突的形态和位置，横韧带结构也清晰可见。寰枢椎之间的关系对判断上颈椎创伤有很大诊断价值。

（二）软组织结构

椎间盘在 CT 图像上表现为与邻近椎体形状大小一致、密度均匀的软组织影。颈椎椎间盘为圆形，髓核与纤维环之间不能区分。硬脊膜外间隙位于硬脊膜和骨性椎管之间，内在为丰富的脂肪、神经、血管、淋巴和结缔组织。颈椎硬脊膜外间隙狭小，CTM 上清晰可见。CT 可显示颈椎椎静脉丛，包括椎后、椎体、椎前静脉丛和根静脉。椎管内韧带也位于此间隙内。黄韧带在椎管后方，正常厚度约 1.5mm。后纵韧带位于椎体后方，在颈段较厚。硬脊膜由纤维组织固定于椎管壁，与蛛网膜下隙之间有少量液体和纤维带，但 CT 上无法显示。平扫时硬脊膜和蛛网膜合为一体，不能分辨。颈椎的硬脊膜囊测量：寰枕部矢径 17～32mm，横径 19～30mm。上颈段脊髓在平扫时用软组织面可以分辨出大致轮廓，下颈段难以观察，而 CTM 可以清楚地显示颈段的脊髓。脊髓呈椭圆形中等密度影，由硬脊膜及蛛网膜共同围绕，正常前后径为 5～7mm，可见横行的神经根及背侧神经根节，神经根腹根由脊髓发出，由神经根袖包绕，CT 值高于硬膜囊。

五、异常表现

骨折或骨折脱位 CT 扫描可发现 X 线平片易遗漏的征象，尤其是对于颅颈交界及寰枢关节骨折能显示骨折脱位、骨性结构骨折与椎管间的位置关系。CT 重建技术更可明确显示椎体、椎弓、椎板、关节突和棘突骨折及附件的骨折，同时，根据各结构形态、密度的变化可判断脊髓、神经根、韧带等病变。

（崔宏勋）

第三节　磁共振成像

磁共振成像（magnetic resonance imaging，MRI）因成像方式独特，故其组织分辨率明显高于传统 X 线摄影和 CT，能很好地显示中枢神经、肌肉、肌腱、韧带、半月板、软骨等组织，对脊髓信号的变化尤为敏感。MRI 被广泛应用于骨质疏松、肿瘤、感染、创伤等骨关节病变的检查，尤其对脊柱、脊髓病变更有独特的诊断价值。

一、成像原理

MRI 的基本原理是将某些特定的原子核置于静磁场内，受到一个适当的射频脉冲磁场的激励时，原子核产生共振，向外界发出电磁信号，此过程称为磁共振现象。磁共振现象产生的三个基本条件为特定原子核、外界静磁场和适当频率的电磁波。

在磁共振过程中，受到激励的自旋质子产生共振信号至其恢复到激励前的平衡状态所经历的时向称为弛豫时间，包括纵向弛豫时间（T_1）和横向弛豫时间（T_2）两种。不同的组织和病变具有不同的 T_1 值和 T_2 值，这意味着在 MRI 可根据不同的 T_1 值和 T_2 值判断组织和病变。

二、优点

（1）无放射性及无创伤性。

（2）MRI 可明确显示脊柱脊髓病变，如脊髓受压、血肿、水肿、韧带损伤等。

（3）随着快速扫描序列、平面回波成像等技术的应用，极大缩短了扫描时间。

三、缺点

（1）图像质量因运动产生伪影，如呼吸运动伪影等。

（2）对钙化显示不如 CT 及 X 线敏感。

（3）有些受检者患幽闭恐惧症，难以忍受 MRI 检查。

四、正常颈椎的 MRI 表现

（一）骨性结构

颈椎骨性结构的 MRI 信号取决于骨髓中的水、脂肪和缓慢流动的血液，信号的强弱尤其与骨髓内脂肪含量的多少有关。正常椎体 T_1WI 呈现高信号，高于皮质骨而低于皮下脂肪；在 T_2WI 呈中等至低信号，稍微高于皮质骨。年龄增长可导致骨髓内脂肪含量增加，弛豫时间降低，表现为 T_1WI 椎体内信号增高。

椎体的附件结构包括椎板、椎弓、棘突、横突和上下关节突，附件的骨皮质在 T_1WI、T_2WI 上均呈低信号。附件的松质骨含有骨髓，在 T_1WI 上呈略高信号，在 T_2WI 上呈中低信号，椎体后缘的椎基静脉在 T_2WI 上显示高信号。

（二）软组织

椎间盘组织在 T_1WI 上呈低信号，与纤维环和髓核无法分辨，在 T_2WI 上除了周边的 Sharpey 纤维外均为高信号。但随着髓核含水量的减少，在 T_2WI 上信号逐渐降低，即所谓"黑间盘"。骨髓在 T_1WI 中与脑脊液比较呈高信号，在 T_2WI 上正好相反，为较低信号，均能与脑脊液很好的区分。中央管在病理性增宽时才能辨别。硬脊膜外间隙在 T_1WI 上为很高的信号，因为其中含有硬脊膜外脂肪、静脉、营养动脉和少量结缔组织。大部分的韧带与皮质骨和其他纤维组织无法区别，唯有黄韧带例外，因其含有大量的弹力纤维，在 T_1WI、T_2WI 上均为中等信号。蛛网膜下隙内主要是脑脊液成分，在 T_1WI 呈低信号，T_2WI 为高信号。正常颈椎 MRI 图像见图 4－10。

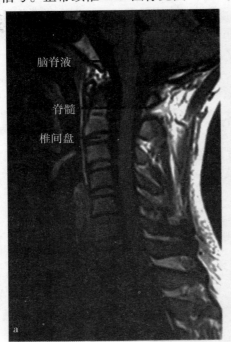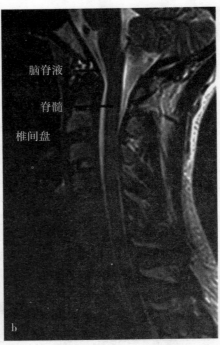

图 4－10　a. 正常颈椎 MRI－T_1WI 表现；b. 正常颈椎 MRI－T_2WI 表现

五、异常表现

（一）水肿

水肿组织在 MRI 上十分敏感，表现为 T_1WI 低信号，T_2WI 高信号。

（二）变性

变性意味着水分增加，T_1WI 表现为稍低信号，T_2WI 为高信号。椎间盘变性伴有脱水，在 T_2WI 上其信号强度不升高，反而降低。

（三）坏死

TIWI 表现为低信号，T_2WI 变现为高信号。

（四）出血

出血的 MRI 表现取决于出血的时间。急性期（3 天内）为 T_1WI 等或稍低信号，反应出血内较高的水含量，T_2WI 上为稍高信号。亚急性期（4 天到 4 周），T_1WI、T_2WI 呈不均匀高信号。慢性期，出血中心 T_1WI 为等信号，T_2WI 为高信号；周边 T_1WI 为稍低信号，T_2WI 为高信号。

急性椎体骨折常发生骨髓水肿，MRI 上椎体呈长 T_1、长 T_2 信号，慢性期则呈等 T_1、短 T_2 信号。椎体出血主要表现为 T_2WI 等信号并随时间延长逐步变高。椎间盘或韧带撕裂表现为 T_2WI 呈等或低信号或脂肪抑制 STIR 序列出现不连续性高信号伴碎裂，移位或连续性中段。脊髓损伤包括长 T_1、长 T_2 信号的水肿，脊髓血肿主要呈低信号（急性期）逐渐向等、高信号（慢性别）发展。具体详见各草节。脊髓损伤表现见图 4 – 11。

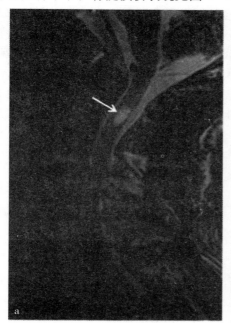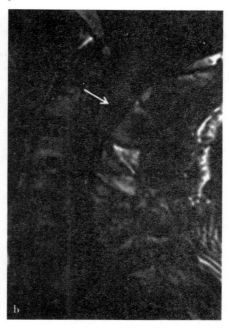

图 4 – 11　脊髓损伤表现，T_2WI 呈高信号，T_1WI 呈低信号

（赵鹏飞）

第四节　DSA 检查与血管介入治疗

一、血管造影基本知识

数字减影血管造影术（digital subtraction angiography，DSA）是通过电子计

算机进行辅助成像的血管造影方法，是 20 世纪 70 年代以来应用于临床的一种 X 线检查新技术。它是应用计算机程序进行两次成像完成的。在注入造影剂之前，首先进行第一次成像，并用计算机将图像转换成数字信号储存起来。注入造影剂后，再次成像并转换成数字信号。两次数字相减，消除相同的信号，得到一个只有造影剂的血管图像。这种图像较以往所用的常规脑血管造影所显示的图像更清晰和直观，一些精细的血管结构亦能显示出来。

上颈椎 DSA 检查以椎动脉造影为主，其途径包括动脉穿刺法和动脉托管法。动脉穿刺法即从肱动脉、腋动脉、锁骨下动脉和椎动脉直接穿刺，并快速注入造影剂。其中以肱动脉逆行插管造影的方法最佳。

DSA 是目前椎动脉测量和相关疾病诊断的金标准，可在诊断后立即行介入治疗，同时也可观察颅内血管及侧支循环情况，且并不受体内金属滞留物的影响，如枪弹伤或穿刺伤时滞留于体内的弹片或金属穿刺物，其敏感性不容置疑，但由于其侵入性及一定的危险性，常给患者带来相当的风险和并发症，在估计血管狭窄程度时受投照角度影响，因除去骨骼，不能显示血管与邻近结构的关系。同时 Ibarra 等研究认为，虽然 DSA 目前是鉴别血管阻塞的最佳成像手段，但是其存在的并发症明显限制了其应用，相反作为无创性检查的 MRA、CTA 却显示出良好的应用前景。一般仅在根据神经症状强烈怀疑椎动脉损伤、神经放射介入确有必要或者其他影像学结果模棱两可时才选用。

二、适应证及禁忌证

（一）适应证

（1）椎动脉大出血时可联合介入手段进行止血。

（2）鉴别与明确血管疾病的特征，如无法解释的蛛网膜下隙出血或偶然发现的血管病变。

（3）确定已经明确的病灶血管分布以及病灶和周围正常组织血管的关系。

（4）术前脊髓动脉定位。

（5）术后血管观察。

（6）脊髓血管畸形的部位和范围、确定供血动脉来源、判断动静脉短路水平及畸形血管和脊髓的关系。

（7）血管性脊髓肿瘤（如血管网状细胞瘤）或血供丰富的肿瘤栓塞。

（二）禁忌证

（1）由椎动脉供血的颈段血管动静脉畸形者。

（2）严重的心、肝、肾功能衰竭的受检者。

（3）有凝血功能障碍、出血倾向的受检者。

（4）发热和急性炎症期的受检者。

（5）全身感染及败血症的受检者。

（三）影像学评价

（1）椎动脉狭窄：在病变节段椎动脉丧失原来的形态，较相邻节段为细，并可有移位。

（2）椎动脉受压：受压部位弯曲、迂回或阻塞（图4-12）。

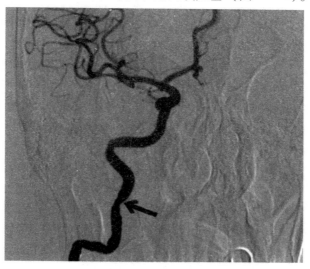

图4-12　DSA示左侧颈内动脉闭塞

（四）并发症

（1）血管在导管导丝的刺激下，造成的血管痉挛、痉挛性狭窄。

（2）导管导丝损伤血管内膜，血栓形成，出现急性的血管闭塞。

（3）导丝穿破血管或高压注射器在导管端顶住血管壁时，压力大、流率大造成血管破裂，而出现出血表现。

（4）导丝穿入血管内外膜之间从而形成动脉切割和夹层动脉瘤。

（5）动脉鞘直径过大、术后压迫止血时间不够或局部血肿形成。

（6）手术使动脉粥样硬化斑块脱落造成远端组织梗死。

（7）注入对比剂时形成的气栓。

（8）导管导丝刺激心腔或回心血量陡增等造成心律失常。

（9）对比剂所致的从轻微到严重的并发症。

三、介入治疗

随着介入技术在主动脉、颈内动脉等大血管的应用，越来越多的医生开始将其拓展到椎动脉，介入栓塞椎动脉损伤部位远近端被认为可以有效控制出血、假性动脉瘤和动静脉瘘等。

创伤性开放性椎动脉损伤处理比较棘手，尤其是椎间孔开放性损伤后，出血极为汹涌，严重危及患者生命，需要快速有效的外科治疗。而目前对于创伤性椎动脉损伤的救治尚无统一规范。椎间孔开放性骨折、椎动脉断裂后出血的压力差和失血量非常大，单纯采用传统外科手术探查止血的治疗方法有很多局限性，如椎动脉回缩到椎间孔，很难结扎出血断端血管，可能需要磨除部分椎骨，从而导致新的血管神经损伤。近年来介入治疗技术不断进步，人才队伍不断壮大，介入医师技术水平大大提高，介入设备不断更新换代，新型微导管、栓塞材料、支架材料不断涌现，这些均促进了血管内介入治疗在椎动脉损伤中的广泛应用，也较以往大大提高了救治的成功率。

现今血管内介入治疗技术主要包括经皮血管内介入栓塞术和经皮血管内支架植入术。

经皮血管内介入栓塞术：从理论上来讲，适合血管结扎的患者均可行经皮血管内栓塞治疗，但 Blickenstaff 等认为血管栓塞不适于过大的假性动脉瘤及高流量的动静脉瘘患者。Heymans 等推荐在椎动脉损伤后急诊实施血管内栓塞技术，有助于迅速止血，防止失血性休克，减少损伤性疾病的发生。Yee 等认为经皮血管内栓塞必须遵循下列原则：①除外基底动脉供血不足及椎动脉发育异常；②栓塞材料放置位置应尽量靠近损伤部位的远近端；③可选择健侧椎动脉反向进入患者椎动脉损伤远心端对高位椎动脉损伤进行栓塞；④避免栓塞正常分支血管，尤其是小脑下后动脉。

经皮血管内支架植入术：该技术是新兴的血管内技术，所用支架为编织状、表面多孔、可自行膨胀的金属网管，置入时须大于受损血管直径20%，将支架置于损伤部位打开即可。Waldman 等有采用涂层支架成功修复双侧椎动脉受损患者一侧椎动脉 1 例的报道。Redekop 等也有关于椎动脉锐性损伤成功顺利置入多孔支架取得良好效果而无置管并发症、假性动脉瘤复发和再出血等的报道。

血管内介入治疗在椎动脉损伤中广泛应用，也较以往大大提高了救治的成功率。但是，传统技术也有一定的优势，在某些情况下，两者相结合可以得到很好的临床效果。介入治疗与传统手术相结合的杂交手术可能是今后的一个重要发展方向。

（赵鹏飞）

第五章 其他辅助检查

第一节 椎动脉 CTA 检查

计算机断层血管造影（computed tomography angiography，CTA）是通过螺旋CT 对全身各部位动脉进行扫描后经过重建工作站把动脉重建的影像学手段。随着高端螺旋 CT 在临床的广泛应用，且由于其检查速度快、操作简便，一次性成像即可提供由主动脉弓到颅内血管与中枢神经系统相关的全部信息（图 5 - 1），在临床中具有很重要的应用价值。

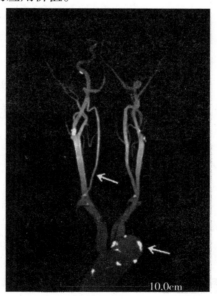

图 5 - 1 双侧椎动脉迂曲，颈动脉分叉处钙化斑块形成并颈内动脉狭窄；右侧颈内动脉细且显影较淡

一、CTA 成像原理

利用 CT 技术，引人造影剂使血液对 X 射线的通透性降低，使血管在 CT 片上显示为高密度影，从而将血管与其他组织区分开来（正常情况下血液为低密度影；在 X 射线影像中，高密度显示为白色，低密度显示为黑色，而透视与之相反）。通常，为便于观察病变，要通过计算机进行影像重建，以显示不同切面上的图像。

二、优点及缺点

（一）优点

（1）快速简单，创伤小，后期处理图像可靠，并具有立体感和旋转性。

（2）能同时显示血管与骨性结构，在观察椎动脉及骨性结构的毗邻关系中具有很重要的应用价值。

（3）可了解动脉的血流情况，以明确有无狭窄、闭塞或栓塞。

（4）可了解椎动脉是否有假性动脉瘤或夹层，并可明确其位置、大小或分型。

（5）可明确椎动脉是否有血管畸形或血管瘤。

（二）缺点

（1）造影剂可能引起过敏。造影剂通常是含碘的药物，碘可引起严重的过敏反应。检查前需先做造影剂过敏性试验，对碘剂过敏的患者禁用，或用特殊的不含碘造影剂代替。

（2）肾功能不全的患者应避免做 CTA 检查，因为造影剂通常通过肾脏代谢，其可能进一步损害肾功能。

（3）在静脉注射造影剂时如果造影剂大量渗漏到皮下可能会导致皮肤损害。

（4）与其他成像方式相比，CTA 的电离辐射剂量很大，根据患者的年龄和检查方法，CTA 可能会导致罹患癌症风险显著增加。

三、临床应用

在颈椎外伤时，尤其需要做后路椎弓根钉内固定时，我们可以通过椎动脉 CTA 观察椎动脉的生长发育情况，椎动脉 CTA 快速简单、创伤性小、后期处理图像可靠，并具有立体感和可旋转性，与 DSA、MRA 相比，CTA 是唯一能同时显示血管与骨性结构的检查手段，不仅椎动脉在横突孔的位置、管径的大小清晰可见，而且能观察到横突孔的前后径、横突间径和钩突的增生程

度及其与椎动脉的间距，在观察椎动脉及骨性结构毗邻关系中具有很重要的
应用价值。

（赵鹏飞）

第二节　椎动脉 MRA 检查

磁共振血管造影（magnetic resonanceangiography，MRA）是利用电磁波产生身体二维或三维结构图像的一种检查方法。磁共振可以行血管造影，即显示血管，可发现血管狭窄和闭塞的部位（图 5-2）。

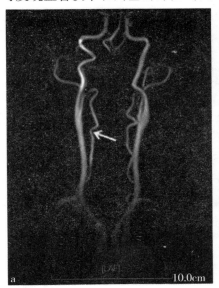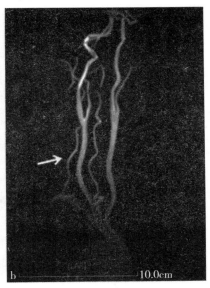

图 5-2　颈部 MRA 成像示双侧椎动脉迂曲（箭头标注）

一、动脉 MRA 原理

其基本原理是基于饱和效应、流入增强效应、流动去相位效应。MRA 是将预饱和带置于 3D 层块的头端以饱和静脉血流，反向流动的动脉血液进入 3D 层块，因未被饱和从而产生 MR 信号。扫描时将一个较厚容积分割成多个薄层激发，减少激发容积厚度以减少流入饱和效应，且能保证扫描容积范围，获得数层相邻层面的薄层图像，使图像清晰，血管的细微结构显示好，空间分辨力提高。

有两种方式，一种为不用经静脉注射对比剂，利用血液流动与静止的血管壁及周围组织形成对比而直接显示血管；另一种方法为高压注射器注入对比剂（为钆制剂）。MRA 已经成为 MRI 检查的常规技术之一，脑部血管的 MRA 临床应用已相当普遍。对比的同时快速 MR 成像，这类似于 CTA，称为增强 MRA（CE－MRA）。

MRA 具有无创的优势，应当成为诊断椎动脉损伤的首选检查方法。但相关研究表明，MRA 在早期不能准确鉴别血管闭塞与血管痉挛，也较难发现早期的小面积内膜损伤，MRA 追踪观察是进一步确诊的有效方法，即在伤后早期 MRA 检查存在假阴性可能。在临床工作中，对于伤后早期 MRA 椎动脉成像结果模棱两可的患者应考虑行动态 MRA 检查。

二、优点及缺点

（一）优点

（1）MRA 是一种无创成像技术，患者没有暴露于电离辐射的危险。

（2）无须静脉导管进入血管即可得到许多血管和血流量的详细图像。

（3）MRA 检查时间大大短于传统的导管造影，且无恢复期。患者可以在检查后马上进行正常的日常活动。

（4）磁共振血管造影在成本上相对于传统的导管造影更低。

（5）即使不使用对比剂，MRA 也可提供许多血管有益的高质量的图像，这使得容易发生过敏的患者反应降低，而且由于无须使用造影剂，肝肾功能可以得到很好保护，尤其适用于肝肾功能不全的患者。

（二）缺点

（1）体内留有金属物品者不宜接受 MRA。

（2）危重患者不宜做。

（3）妊娠 3 个月内者除非必须，不推荐进行 MRA 检查。

（4）传统观点认为带有心脏起搏器者不能进行 MRA 检查，也不能靠近 MRA 设备。最新的新英格兰杂志研究表明带有心脏起搏器者可行 MRA 检查。

三、临床应用

上颈椎创伤后通常继发闭合性椎动脉损伤，由于椎动脉损伤后临床症状的非特异性，早期文献报道闭合性椎动脉损伤十分罕见。闭合性椎动脉损伤主要是由于椎动脉受到过度牵拉而导致血管内膜和中膜破裂、附壁血栓形成，最终发生血管完全闭塞。而现今，依赖于 MRA 的无创性检查与血管成像的高清晰度，发现和诊断椎动脉损伤已无难度，在临床上，对颈椎创伤患者应及早行椎动脉 MRA 检查，早期确诊并采取综合性治疗，以应对椎动脉损伤后急性或慢性供血障碍。

（赵鹏飞）

第三节 神经电生理检查

一、诱发电位的基本概念及技术

诱发电位（evoked potential，EP）是神经系统对外来感觉刺激所产生的电活动。与脑电图（electroencephalogram，EEG）所显示的大脑持续性、自发性电变化不同，每一组 EP 特征性的波形从刺激开始就与相应的刺激模式之间具有锁时关系。视觉、听觉和躯体感觉刺激均已应用于临床。某些 EP 在常规 EEG 中也可见到，例如光刺激或眼球运动诱导入波的扫描。大多数 EP 的波幅微小（<5μV），因此常常部分或全部淹没在 EEG 的电活动中。直至 1951 年，Dawson 应用摄像叠加技术，将每单个刺激诱发的感觉电位依次摄像、叠加才成功地从自发脑电活动中分离出 EP；Dawson 又应用计算机平均技术，最终将 EP 转化为临床常规检测。

二、体感诱发电位的分类

体感诱发电位（somatosensory evoked potential，SEP）即躯体感觉诱发电位，它是给皮肤或末梢神经以刺激，神经冲动沿传入神经通路至脊髓感觉通路、丘脑至大脑皮质中央后回感觉区，在刺激的对侧头皮相应部位记录到的电活动。

（一）按记录和刺激电极放置部位分类

（1）上肢和下肢体感诱发电位。

（2）感觉神经动作电位。

（3）节段性诱发电位。

（4）三叉神经体感诱发电位。

（5）其他脑干诱发电位或反射。

（6）膈神经和肋间神经诱发电位。

（7）食管、直肠脑诱发电位。

（8）二氧化碳激光痛觉诱发电位。

（9）外阴部诱发电位。

（10）皮肤交感反应。

（11）H 反射和 F 反应。

（二）按刺激频率分类

目前临床常用的刺激为电脉冲刺激或称电刺激。

（1）稳态 SEP：由较快的连续脉冲刺激（＞20 次/秒的连续脉冲）诱发，又称振荡电位，此类临床很少应用。

（2）瞬态 SEP：由慢速（1～10 次/秒）的单次电脉冲重复刺激所检出，临床常用的上肢和下肢 SEP 都是瞬态 SEP。

（三）按潜伏期分类

一般的 EP 潜伏期分类为：小于 30ms 为短潜伏期，30～70ms 为中潜伏期，大于 70ms 为长潜伏期。SEP 上肢刺激腕正中神经 30ms 内的反应属短潜伏期，下肢刺激踝胫后神经时 50ms 内属短潜伏期。另有的将 SEP 的皮层反应成分按潜伏期分为早成分（腕正中神经 SEP＜50ms，踝胫后神经 SEP＜100ms）和晚成分。关于中、长潜伏期 SEP 和 SEP 的早成分和晚成分均受意识状态影响较大，故临床应用很少。主要用瞬态短潜期 SEP。

（四）按记录电极距 SEP 神经发生源的远近分类

（1）近场电位：如周围神经参考电位或称监护电位、锁骨上电位、马尾电位、脊髓诱发电位和一级体感皮层原发反应等。

（2）远场电位：如头部记录电极所检出的周围神经、脊髓和脑干等部位的诱发电位。

（五）按刺激类型分类

①电刺激；②电磁刺激；③生理性刺激（触动、关节被动活动和肌肉牵张等）；④CO_2 激光刺激。

目前多用电刺激，其设备简单，价格便宜，使用方便，基本无创，刺激量易控制，反应波幅较高，清晰易辨，尚可检出皮层下或远场电位。

三、体感诱发电位的检测方法

各实验室的检测方法有所不同。一般采用脉冲电流刺激上肢的正中神经、尺或桡神经和下肢的腓总神经或胫后神经等。刺激电流持续时间为 0.1～0.5ms，频率为 1～5Hz，电压为约 50μV 的矩形脉冲直流电，刺激量以达到同侧拇指或小指（趾）初见收缩为宜。可单侧或双侧同时进行，以便进行比较。接收电极一般使用盘状电极或针状电极，采用单极或双极导联。

刺激正中神经或尺神经时，作用电极置于 C_3、C_4 或 C_3'、C_4'（Cz 后 2cm，向左右旁开 7cm 处）为最多，参考电极多放于额极中点（FPz）、顶点（Fz）或两耳垂或乳突部位，手腕接地。刺激下肢神经时，置于顶点（Pz）向后向外 2cm 处（或 C'Z 即 Cz 正中后 2cm 或 2.5cm 处）。叠加次数 50～200 次。

四、正常体感诱发电位

（一）潜时正常值

从刺激之时开始至接受部位出现点活动波峰的时间，称为潜时（或者称为峰潜期）。因从刺激点神经传导至接受处距离的不同而异（例如上肢正中神经之潜时较桡神经为长，下肢胫后神经较股神经为长，下肢较上肢长），还因受试者的身高而有所差异，因此潜时的正常值是个范围。例如正中神经与尺神经的潜时为 18ms（20ms 以内为正常范围），桡神经为 14ms，下肢胫后神经为 38ms（40ms 以内为正常），腓总神经为 28～30ms，股神经为 24～26ms。

（二）正常波形与波幅

波形与波幅随着接收部位而有所差异，例如刺激腕正中神经在 C_6 脊髓膨大处接收的脊髓诱发电位（SSEP），具有 3 个连续向上的负波（N_1、N_2、N_3）（图 5-3）。刺激周围神经在对侧头皮接收的 CEP，呈现一种较为规律的波形。

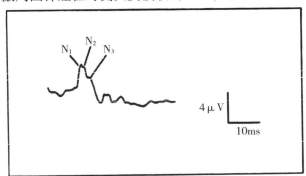

图 5-3　正常 12 岁女性正中神经－C_6EP 波形曲线具有三个连续向上的负波（$N_1N_2N_3$）波形

五、异常体感诱发电位

（一）判断异常依据

根据各波的波幅和潜伏期及峰间潜伏期判断异常。各波可能神经发生源可协助判断病变可能发生部位。

1. 上肢

N_9：臂丛电位。

N_{11}：颈髓后索。

N_{13}：颈髓后角突触后电位。

N_{14}：脑干内丘系。

N_{18}：丘脑。

N_{20}：顶叶中央后回。

P_9：臂丛远端远场电位。

P_{11}：颈髓后索远场电位。

P_{13}：脑干下端内侧丘系交叉后的起始部分。

P_{15}：丘脑及其附近的内丘系。

P_{22}：丘脑—运动区的直接投射。

P_{25}：顶叶后中央回一级体感皮层另一个原发反应。

P_{45}：顶叶感觉皮层联合区。

2. 下肢（刺激胫后神经）

腘窝（PF）电位：胫后神经动作电位。

马尾（CE）电位：第 1 个 N 波为传入神经，第 2 个 N 波为传出神经。

腰椎电位：腰髓后角。

N_{24}：薄束核突触后电位，N_{27}（P_{27}）薄束核或内丘系。

N_{50}：顶叶 S1 后方。

P_{30}（N_{30}）：内丘系或丘脑。

P_{60}：顶叶偏后凸面。

P_{75}：分布广泛和非特异性上行网状结构相连。

（二）异常判断标准

1. 波形辨认　尚未完全确定。

2. 潜伏期和峰间潜伏期

（1）正中神经：短潜伏期体感诱发电位（SLSEP）异常：主要为 N_9 未能检出，如 N_{13} 和 N_2D 的 PL 均正常，N_9 未检出为技术问题，无意义；N_9 PL 延长为周围神经受累，进一步做 SCV 和 MCV 确定部位；$N_9 - N_{13}$ 峰间潜伏期延长提示颈神经根在臂丛近髓段至颈髓间病损；$N_{13} - N_{20}$ 峰间潜伏期延长提示同侧颈髓中上段的后索、楔状核（突触后电位）或对侧内侧丘系、丘脑及丘脑皮层放射病损；P_{22} 异常提示额叶病损；N_{20} 异常提示顶叶病损。

（2）踝胫后神经 SLSEP 异常：主要为腘窝电位潜伏期延长，提示腘窝以下周围神经外周段病损。马尾电位潜伏期延长：马尾及其以下周围神经病损。腰髓电位潜伏期延长：如马尾电位潜伏期延长。如马尾电位正常，腰髓电位异常，提示马尾至圆锥间病变，P_{40} 潜伏期或 $LP - P_{40}$ IPL 延长，在上述周围监护电位正常时，这两项参量之一异常（延长），提示脊髓 – 脑干 – 皮层中枢体感通路病变。

3. 波幅异常　变异大，作为一项异常指标应慎重。

（1）波幅降低：其绝对值低于正常值下界或下界再减去一个标准差一侧波幅降低，为皮层病损，波幅降低伴潜伏期延长为皮层下病损。双侧相应波幅，潜伏期差值 >50%，可考虑异常。波幅缺失，排除技术原因，为异常。

（2）波幅增高：其绝对值比正常值上界超出 2 倍，为异常。

（3）SLSEP 各主波波幅改变的临床意义：N_{13} 波幅降低或消失，提示颈髓下段或延髓下段病损。N_{20} 波幅降低或消失，皮层病损，如伴潜伏期延长为传导通路不全阻断。P_{25} 波幅异常增高，皮层体感区兴奋性增高病变或肌阵挛性癫痫。腰髓电位波幅降低或消失的意义不如上肢 N_{13} 意义大，因正常人可引不出。P_{40} 缺失提示皮层本身病损或皮层下传导阻滞。

六、感诱发电位检查的临床意义

体感诱发电位在脊髓损伤中可应用于脊髓损伤程度、脊髓完全损伤范围及康复预后的判断。①对于脊髓损伤程度：体感诱发电位不能检出，提示脊髓完全损伤的可能性较大；而体感诱发电位表现异常，如波幅改变、波形延迟或部分缺失，则提示脊髓上传的神经纤维功能尚存在，并可根据潜伏期延迟的多少及波幅降低的程度判断脊髓损伤的严重程度，如潜伏期轻度延长、波幅稍降低，提示脊髓损伤较轻，反之则脊髓损伤严重；②对于脊髓损伤的范围：体感诱发电位与脊髓供血状态有关，脊髓损伤范围越广，体感诱发电位改变越明显；③对于脊髓损伤康复和预后：根据伤后早期体感诱发电位消失后再出现的时间可大致判断脊髓功能恢复的可能性，若在脊髓损伤后可检测到体感诱发电位或者消失后早期获得恢复，均提示脊髓功能恢复良好。

（赵鹏飞）

第四节　肌电图检查

一、肌电图的生理学基础

神经肌肉在兴奋时发生生物电的变化，将其引导出来加以放大即为肌电图（electromyogram，EMG），骨骼肌的一个运动单元由一个前角细胞、轴突、运动终板及所支配的肌纤维构成，是随意肌最小的功能单位，其动作电位称为运动单位电位，将针点击刺入不同部位骨骼肌可以引出相对应的 EMG 表现。

二、肌电图检查方法

肌电检查可应用多种电极，最常用的是同轴单心或双心针电极（插入肌腹用以检测运动单位电位）、表面电极（置于皮肤表面用以记录整块肌肉的电活动，因此可用来记录神经传导速度、脊髓的反射、肌肉的不自主运动等）及复式电极（用以测量运动单位的范围的大小）。大多数情况下，肌电图检查时要用针极插入受检的肌肉，因此是一种有痛苦的检查，不可滥用。

检查过程中要观察针极插入时的电活动，观察放松时的情况，而后令受检者使肌肉轻收缩和大力收缩，观察运动单位电位的改变，包括时限、波幅以及数目的多少。在观察肌电图形改变的同时，监听伴随的声音的改变。一般每块肌肉测 20 个点，以取得运动单位电位波幅和时限的平均值。

除常规肌电检查外可根据需要做神经传导速度的测定，包括运动传导速度及感觉传导速度的测定。可使用同心针电极或皮肤表面电极记录。

三、正常肌电图

正常肌肉在完全松弛时运动单位无活动，测不出动作电位，示波器上显示一条直线，这称为电静息。当针极插入肌肉时可见基线漂移或见时限 1～3ms 波幅 100μV 电位爆发（插入电位），旋即消失，这可能是针极对肌纤维的机械刺激所引起的。针极接近终板区域时可见不规则的波幅 50μV，时限 1～3ms 的小波，伴随有海啸样声音（称为终极噪声），有时亦可出现双相小尖波，称为终板电位，第一相为负相，波幅 250μV，时限 1～5ms。

肌肉轻收缩时，可记录出单个的运动单位电位及运动单位内肌纤维电活动的总和（图 5－4）。在同一肌肉不同部位记录出的运动单位电位可有不同的时限、波幅及波形。正常运动单位电位的时限为 5～15ms，头面部肌肉时限短，四肢躯干肌肉时限较长。时限还受年龄、疲劳程度、使用的电极等因素的影响，如 1 岁以内者三角肌运动单位的平均时限为 8.8ms，而 75 岁者则为 15.7ms。运动单位电位的波幅也因肌肉的不同、针极的位置不同、用力大小的不同而异，变动甚大。运动单位电位的波形中二、三、四相占大多数，其中二、三相的占 80% 左右，单相占 15%，五相和五相以上的多相波只占少数。每块肌肉含数百至数千个运动单位，做不同程度的用力收缩时，参加收缩的运动单位数量不同，记录的运动单位募集形式亦异，肌肉轻度收缩时只有少数运动单位活动，此时记录的波形中运动单位清晰可辨，这种波型称单纯相。中度收缩时，参与活动的运动单位数目及每个运动单位的放电频率均增加，部分运动单位电位互相重叠，基线不是很清晰，但仍可辨认，这种波型称混合相。用大力收缩时，全部运动单位参与活动，运动单位电位密集，互相重叠，基线不能分辨，呈现干扰相。

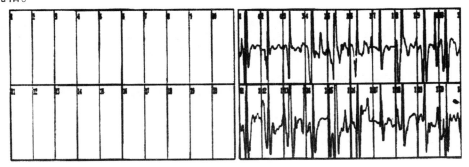

图 5 - 4　正常右胫前肌静息电位与运动单位电位

四、异常肌电图

在一些神经病、肌病等肌电图中可出现异常。

（一）插入电位异常

针极插入时可出现持续一段时间的由各种电位成分组成的一系列电活动，而后频率及波幅逐渐自发地衰减，这种现象称为插入电位延长（图 5 - 5）。多见于失神经支配的肌肉。有一种特殊形式的插入电位延长，可在肌电图仪扬声器中听到类似摩托车起动的声音，称为肌强直发放，为肌强直现象的特殊表现，常见于先天性肌强直、萎缩性肌强直、副肌强直等疾病，但亦可见于多发肌炎、进行性肌营养不良，以及少数周围神经损伤、运动神经元病。

（二）自发性电位

正常静息状态的肌肉无自发性放电，有病理改变的肌肉安静时也可出现各种自发电活动。纤颤电位是肌纤维的自发放电，是很有意义的病理电位（图5 - 6）。时限 <3ms，波幅在 5 ~ 100μV 左右，伴随着"滴答"的声音，呈双相尖波，开始为正相，继之为负相，频率1 ~ 30 次/秒。多见于神经源性损害，少见于肌病，罕见于正常肌肉。正锐波常与纤颤电位伴发，开始为起始较快的正相锐波，随后为一个时限很长波幅很低的负相波，音调较为粗钝。这种电位是细胞内外电流在接近点受阻的现象，见于失神经支配较久的肌肉或某些肌源性疾病。束颤电位在形态、波幅和时限上与运动单位电位无明显差别，但发生于患者肌肉完全松弛时。束颤电位有两种，单纯束颤电位是一个运动单元的自发性动作电位，有单相、双相或三相之分，仅出现单纯束颤电位诊断价值小。复合束颤电位是病变运动单位所属肌纤维群不自主收缩所产生，呈多相波形，为病

理性，见于慢性前角细胞病变、神经根或周围神经刺激性或压迫性损害，偶见于肌病。

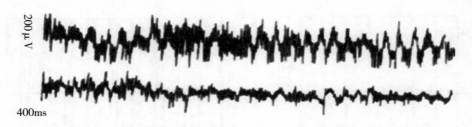

图 5 - 5　异常 PN 电图插入电位延长

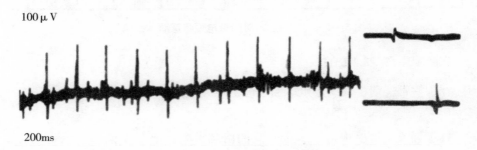

图 5 - 6　异常肌电图纤颤电位

（三）肌肉随意收缩时的异常肌电图

见图 5 - 7。病理情况下肌肉轻收缩时，运动单位电位的时限可发生变化，神经源性损害时时限延长，肌源性损害时时限缩短。病理情况下运动单位电位的波幅亦可发生变化，神经源性损害时波幅增高，肌源性损害时波幅降低。同时亦可有波形的变化，表现为多相电位的比例增加，神经源性损害时多为群多相电位增加，肌源性损害时短棘波多相电位增多。

正常情况下，肌肉最大收缩时的肌电图呈干状相。病理情况下，最大收缩时的肌电图大致分为两类。一类是减少型，因不能动员足够的运动单位参与兴奋，因此出现运动单位电位数目减少的现象，肌肉最大收缩时出现单纯相或混合相，甚至完全瘫痪的肌肉出现病理性电静息。减少型常见于神经源性损害。另一类是病理干扰相，表现为高频率放电、波形琐碎。同时伴有波幅降低，图形密集的程度与肌力极不平行。

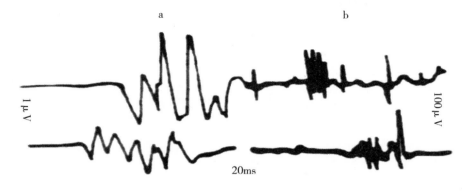

图 5 - 7 异常多相电位
a. 群多相电位；b. 短棘波多相电位

五、肌电图检查的临床意义

可以借助肌电图区分神经源性损害和肌源性损害。运动神经元疾病，如进行性脊髓性肌萎缩、肌萎缩侧索硬化、脊髓灰质炎后遗症均可呈现典型的神经源性损害的表现：束颤电位明显，可见纤颤电位、正锐波，运动单位电位时限延长，波幅增高，多相电位增多大力收缩呈减少型，运动神经传导速度正常或稍减慢，感觉神经传导速度正常。

应用肌电图可鉴别周围神经病是以轴索损害为主还是以髓鞘损害为主。前者肌肉放松时可有自发电位，轻度收缩时运动单位电位时限延长，波幅增高，大力收缩时运动单位电位数目减少，神经传导速度正常或稍减慢，诱发电位波幅降低，单纤维肌电图纤维密度增加。这类以轴索损害为主的周围神经病中最常见的有酒精中毒性神经病、缺血性神经病、卟啉病、腓骨肌萎缩症轴索型、维生素 B_1 缺乏性神经病、药物中毒性神经炎。髓鞘损害的周围神经病患者肌肉放松时无自发电位，运动单位电位的波幅及时限正常，重收缩时运动单位电位的数目大量减少，神经传导速度明显减低，单纤维肌电图呈正常密度。这一类常见于糖尿病性神经病、腓骨肌萎缩症髓鞘型、白喉性神经炎、癌性神经病、多发性感染性神经根神经炎和压迫性神经病等。

各种肌病除具有肌源性损害的一般肌电图表现外，还具有自己独特的肌电图表现，例如进行性肌营养不良可有较多的自发电位，多发肌炎可有多量的纤颤电位。不同期的肌炎变化不同，特别是慢性期者可呈多样性变化。先天性肌强直及萎缩性肌强直可见肌强直发放。重症肌无力者无自发放电，随意收缩时运动单位电位可正常，但肌肉易疲劳，持续收缩 30s 以内即出现运动单位电位波幅进行性衰减，神经传导速度正常，用脉冲电反复刺激神经干，可见低频递减现象（低频脉冲刺激后波幅递减）。肌无力综合征可见重复频率刺激高频递增现象。

（张国庆）

第五节　术中神经功能监测

一、术中神经功能监测的概念

术中神经功能监测（intraoperative neuromonitoring，IONM）或者称术中神经电生理监测（intraoperative neurophysiological monitoring）是一种术语，用来表达各种神经电生理技术以及血流动力学监测技术，监测手术中处于危险状态的神经系统功能的完整性（neural system functionalintegrity）。这些监测技术在发达国家已经应用20多年了，并逐步完善，形成了一个完整的手术中监测系统，但国内应用很少。目前，在发达国家中，神经监测已经成为临床手术中监测神经功能完整性、减少神经损伤、提高手术质量的一个不可缺少的重要组成部分。

二、术中神经功能监测的意义

（1）手术中辨认在位置和结构上都已变异的重要神经结构，尽力避免损伤，同时又不影响手术效果。

（2）可以迅速确认因过度牵拉重要神经组织结构（如脑、脊髓、颅神经和周围神经等）、手术操作不当、局部脑组织缺血或来自骨性结构和血肿的压迫等而引起的神经功能一过性损伤，及时告诉手术医生，并去除，使临界性损伤逆转，防止医源性损伤及术后并发症的发生。

（3）可以给手术医生提供安全感，减少手术盲目性，提高手术技巧和精确性，使某些高危患者的手术成为可能，并可对患者进行最大限度的外科处理和治疗。

（4）可在术中监测系统功能和麻醉深度，防止低氧血症和低血压等的发生。

（5）直接在神经组织结构上刺激和记录电生理活动，可为神经电生理研究者提供一个独特的研究正常神经组织结构和神经系统疾病的方法。

三、术中神经功能监测的临床应用

（一）体感诱发电位（SEP）术中监测

SEP可以监测体感通路上从外周神经、骨髓到大脑皮质的功能状态（图5-

8)。主要应用于骨科的脊柱手术。①温度：一般来说，当机体温度低于32℃时，神经功能活动会降低，这是由于减少了神经递质的释放和降低了突触传递的过程。在神经、生理方面的变化表现为静息膜电位的降低、波幅降低、神经动作电位反应时间增加和神经传导速度减少；②动脉血压：血压的变化，特别是平均动脉压降低到自动调节阈值水平之下，就会引起躯体感觉神经诱发电位的改变，但通常不引起潜伏期的改变。这种诱发电位波幅的改变可以是可逆的，也可能是非可逆的，即永久性的神经组织损害；③电干扰因素：在手术室的环境中监测诱发电位，最常见的干扰信号就是电干扰。因为手术室内的仪器较多，特别是50Hz的干扰最为常见，这些干扰极大地影响了诱发电位波形的清晰。

应当指出的是，手术中监测体感诱发电位的变化没有一个绝对的界限可以说明神经是否已经受损。术中诱发电位完全消失，也可以看到术后神经功能完全恢复；反之，体感诱发电位的完全保留，也不能保证术中没有运动系统功能的损伤。因此，要正确认识体感诱发电位在术中监测的重要性，又要考虑到它的局限性。

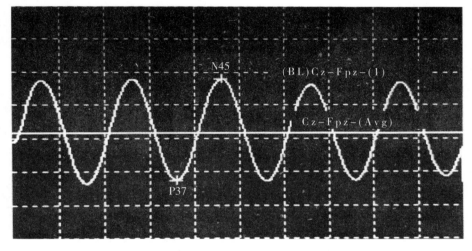

图 5 - 8　正常双相体感诱发电位

（二）运动诱发电位（motor evoked potential，MEP）术中监测

MEP 是通过直接或者间接刺激运动皮质，在脊髓和外周神经或肌肉表面上记录到的诱发电位（图 5 - 9）。MEP 的主要特点与其功能密切相关，主要表现在对脊髓损害高度敏感，对运动功能高度特异，及其波幅变化与脊髓病理变化的高度相关方面。MEP 可以反映传导通路的完整性，特别是最易受损的脊髓前角运动神经元的功能状态，可以使医生快速对脊髓缺血做出反应，从而调整或暂停手术操作并采取保护性措施预防术后神经功能障碍。

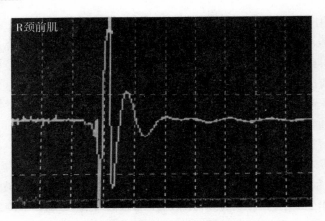

图 5 - 9　右胫前肌运动诱发电位

其临床应用：①MEP 信号波幅下降超过 80% 可作为报警阈值；②MEP 术中信号改变在高危手术操作（脊柱创伤）同时出现，可能提示传导通路受到影响，及时干预能够有效避免脊髓功能发生器质性病变。如果信号的改变经多次反复调整参数刺激仍无明显变化，则提示可能存在亚临床脊髓损伤。相反，手术中非危险操作难以解释 MEP 信号改变，可以密切观察；③除了系统因素（包括血压、体温、血氧饱和度变化）及麻醉相关因素，当 MEP 信号改变时，必须第一时间排除非手术因素，避免误导术者进行不必要的手术调整。

（三）肌电图术中监测

肌电图术中监测主要根据：一是肌电图通过电活动记录肌肉的活动，间接反映支配的神经功能状态；二是用微量刺激神经，由插入此神经支配的肌肉电极记录电活动时，说明刺激的是该神经。

1. 自由描记肌电图的监测　通常又称为自发型肌电图（EMG），是指正常状态下，通过表面电极联系记录肌肉静息电活动，当手术刺激神经时，其所支配的肌肉就会产生动作电位而收缩。此时肌电图也会因为肌肉收缩的程度不同而呈现不同的肌电图表现（图 5 - 10）。

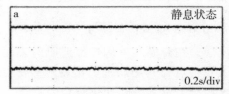
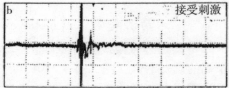

图 5 - 10　a. 静息状态肌电图；b. 接受神经刺激时的电活动

2. 激发性肌电图的监测　是指有目的的用电刺激外周或脊髓神经根的方

法，使该神经所支配的肌肉收缩，通过肌电图描记的记录结果得到诱发电位，可分为直接法和间接法。

直接法即通过小的电流对正在分离或已经分离暴露的神经根的电刺激，记录特定支配的肌肉所诱发的电位反应，根据波形了解对应神经传导情况，以判断是否存在神经损害。间接法即通过激发性肌电图记录刺激金属的结果，是基于结构完整的骨组织是电流的相对绝缘体，实质性骨组织的电阻要比软组织高 25～100 倍，当椎弓因金属螺丝植入而破裂，使电流很容易通过破裂的骨组织兴奋周围的神经结构。根据目前文献的综合报道，金属螺钉安全阈值的参考标准为 8.2mA，所以刺激阈值 >8mA，表明螺钉在椎弓内；刺激阈值为 4～8mA，表明椎弓根钉可能造成椎弓破裂；刺激阈值 <4mA，则强烈表示椎弓根已破裂并可能与神经或硬膜接触。

近几年来，随着人们生活水平的不断提高，患者对手术的疗效要求也越来越高，迫使医生寻找新的方法来防止医源性手术并发症，尤其是神经系统的并发症。因此，术中神经监测逐渐引起国内同行的关注，它可以减少手术盲目性，提高手术技巧和精确性，把医源性损伤降到最低限度，减少术后并发症，避免医疗纠纷的产生，大大提高患者的生存质量，可满足医生对手术过程监测的需要和患者对术后疗效的要求。

（张国庆）

第六章 寰椎骨折脱位

第一节 枕骨髁骨折

枕骨髁骨折（occipital condyle fracture，OCF）是一种较为少见的损伤，自1817 年 Bell 首次报道至今，随着影像学技术的发展，尤其是 CT 三维重建的应用，枕骨髁骨折的报道逐渐增多，但由于早期临床表现不明显、X 线检查困难等原因，临床常被忽视。

一、流行病学和损伤机制

枕骨髁骨折通常是高冲击钝性损伤所致，占外伤入院患者的 0.1% ~0.4% 。其中机动车事故是最常见的原因（55%），高处坠落伤占 34%，头部被袭击占 9% 。高达 56% 的伤者并发外伤性颅脑损伤（traumatic brain injur，TBI），20% ~31% 的伤者并发其他颈椎损伤。

二、解剖特点

枕骨髁是枕骨外部枕骨大孔前外侧成对的骨性突起，与前方的枕骨基底部、后方的枕骨颞鳞部共同围成枕骨大孔。

横断面上枕骨髁表现为椭圆形或蚕豆形，凸面向下与寰椎的上凹面组成关节，在冠状面枕骨髁自外上向内下倾斜；正中矢状面成人枕骨髁向内下倾斜角度为 25° ~28°Pearson 分析发现枕骨髁长度及周长与面积之间存在明显相关性，椭圆形枕骨髁周长最大，手术操作成功率较高。

枕骨髁与寰椎侧块形成寰枕关节，该关节为双轴性椭圆关节，两侧关节同时活动，可使头做俯仰和侧屈运动。寰枕前膜是前纵韧带的最上部分，联结枕骨大孔前缘与寰椎前弓上缘之间。寰枕后膜位于枕骨大孔前缘与寰椎后弓上缘之间。以上韧带的损伤可导致寰枕关节的不稳定性。另外，由齿状突向外上方延至枕髁内侧的翼状韧带在外力作用下可引起枕骨髁的撕脱性骨折。

枕骨髁毗邻重要的结构包括上方的舌下神经、内侧的脑干、后外侧的椎动

脉及 C_1 神经根、上外侧的导静脉及乙状窦、枕骨髁腹侧的咽后软组织，手术应避免损伤上述结构。

三、分型

临床上应用最广泛的枕骨髁骨折分类系统是 1988 年的 Anderson 和 Montesano 分型，根据创伤机制和骨折后形态学变化将枕骨髁骨折分为 3 型：Ⅰ 型为碰撞型骨折，是枕骨髁粉碎型骨折伴微小碎骨片移位；Ⅱ 型为枕骨髁裂纹骨折，骨折线可延伸至枕骨斜坡，是枕骨基底伴枕骨髁的大块状骨折，可累及一侧或两侧枕骨髁；Ⅲ 型为枕骨髁撕脱骨折，是位于翼韧带附近的骨折类型，碎骨片自枕骨髁下内侧面向枕骨大孔方向移位。Ⅰ 型及 Ⅱ 型的顶盖膜和双侧翼韧带完好无损，故认为此型为稳定性骨折；Ⅲ 型枕骨髁发生撕脱骨折后患侧翼韧带损伤或松弛，健侧翼韧带和顶盖膜被拉紧而致翼韧带部分或全部撕裂，该型为潜在不稳定型。

1997 年 Tuli 根据 X 线平片和 CT 观察骨片有无移位以及 MRI 检查评价是否存在韧带损伤，判断头颈交界区损伤的稳定程度，为枕骨髁骨折的处理和治疗又提出了一种新的分类方法，将枕骨髁骨折分为 Ⅰ 型无移位型和 Ⅱ 型移位型，Ⅱ 型又被分为 Ⅱa 型（只有骨折而无韧带损伤）和 Ⅱb 型（骨折伴韧带损伤）。Ⅰ 型和 Ⅱa 型是稳定性骨折，而 Ⅱb 型为非稳定性损伤（图 6-1）。

四、辅助检查

（一）X 线平片

传统 X 线对于评价头颈交界区的损伤很困难，尤其是可能看不到枕骨髁骨折或对其征象认识不足。枕骨髁在头颅正侧位像上均显示不清，据文献记载，只有 20% 的病例能在颅底骨折标准平片上看到骨折，但并不能看清枕骨髁。颈椎前后位上颌骨与枕骨重叠，侧位像枕骨髁与乳突重叠，因此枕骨髁骨折在 X 线平片上很难做出准确诊断，但是颈椎侧位上颈段颈前软组织肿胀，可对枕骨髁骨折做出提示。另外寰枢椎的开口位可用于显示寰枕、寰枢间的解剖关系。

（二）CT 表现

CT 检查是诊断枕骨髁骨折的首选且准确的诊断手段，对于头颈联合损伤的患者除常规 CT 观察有无颅内损伤以外，还应做环枕区的薄层 CT 检查，一般采用 1~2mm 层厚，自颅底至 C_2 下缘，利用骨窗和软组织窗仔细观察环枕结构。直接冠状扫描不适于颅颈交界区损伤患者，特别是具有潜在或已证实的上颈椎骨折或不稳定型损伤的患者。最佳的显示方法是采用螺旋扫描薄层三维重建，将采集的数据进行冠状、矢状重建，以明确骨折的范围和类型，创伤后 10～12 周的 CT 复查也很必要，用以观察骨折的愈合情况。

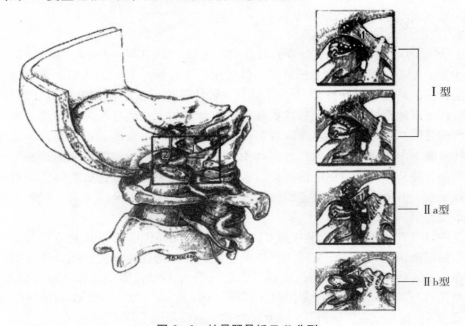

I 型

IIa型

IIb型

图 6-1　枕骨髁骨折 Tuli 分型

图中 1 为翼状韧带，2 为枕骨髁。I 型骨折无移位型，IIa 型骨折不伴韧带损伤，IIb 型骨折伴韧带损伤

（三）MRI 表现

枕骨髁骨折 MRI 检查的重要价值在于评价头颈交界区的软组织特别是韧带结构的损伤，可作为 CT 的重要补充。MRI 图像在评价韧带结构尤其是顶盖膜和环横韧带方面的应用已很成熟并在逐渐提高，MRI 不仅可见到韧带不全或完全撕裂的直接征象，而且可见骨折区域脊髓内水肿的间接征象。另外，MRI 在评价脑组织、脊髓、神经和血管等结构的损伤方面也很有价值。

五、诊断

由于临床上枕骨髁骨折缺乏典型的症状和体征，所以影像学检查对枕骨髁骨折的诊断非常重要，但因颅面骨的重叠，对于多发伤患者，常规头颅和颈椎 X 线平片很难发现异常，CT 可作为诊断枕骨髁骨折的首选方法。

六、治疗

绝大多数 OCF 病例可采取保守治疗。根据 Tuli 分型指导临床治疗，I 型及

Ⅱa 型采取硬颈围固定 6~12 周，Ⅱb 型需用 Halo 架外固定。少数文献报道对于伴神经症状的不稳定枕骨髁骨折，手术切除移位碎块后，患者神经症状得到改善。夏磊等更新指南提出，几乎所有枕骨髁骨折均能保守治疗，对枕骨髁骨折伴有枕寰损伤的患者可采取 Halo 架固定或枕颈融合术。

（郑怀亮）

第二节　枕寰关节脱位

枕寰关节脱位（atlanto - occipital dislocation，AOD）是一种罕见的、极不稳定的颅颈交界区损伤，由于具有强大的韧带支持，该损伤也可定义为急性外伤性枕骨寰椎间骨韧带不稳。

一、流行病学及损伤机制

枕寰关节脱位由 Blackwood 在 1908 年首先报道，占致命性脊髓损伤的 15%~20%。公认的脱位占全部急性颈椎损伤的 0.67%~1.0%，而根据 Bucholz 和 Burkhead 报道，在致命性机动车事故受害者中发生率为 8%。该损伤在儿童中更为常见，由于该年龄段韧带松弛，枕骨髁与寰椎关节面不匹配。

车祸和高处坠落伤是枕寰关节脱位的主要致伤原因。若头面部遭受突然打击，而颈部和躯干依惯性继续向前，则可能在枕骨和寰椎连接处造成剪切作用，导致枕寰关节脱位。枕寰关节前脱位由 Kissinger 和 Malgaigne 在尸检标本中首先描述，发生机制是交通事故中常见的枕寰过伸和枕寰分离，常并发的颏下裂伤、下颌骨骨折、咽喉壁裂伤证实了这一损伤机制。

二、解剖特点

枕骨大孔两侧各有一枕骨髁，其表面隆凸与寰椎侧块的上下关节面互相咬合，构成枕寰关节。枕寰关节借助于枕寰前﹒后膜及关节囊、韧带加强其稳定性。Werne 等通过解剖证实覆膜和翼状韧带是维持枕寰关节稳定的主要因素，若去掉二者则枕部就可能相对寰椎向前脱位。

三、分型

1986 年 Traynelis 根据枕部相对与寰椎的移动方向，将枕寰关节脱位分为 3 型：Ⅰ型为枕骨相对寰椎向前移位，Ⅱ型为枕骨与寰椎纵向分离，Ⅲ型为枕骨相对寰椎向后移位。

四、辅助检查

（一）X 线平片

颈椎开口位和正位片上，枕寰关节受到下颌骨和牙齿的遮挡，颈椎侧位片上枕寰关节与 X 线投射平面平行，所以都无法直接观察。在 X 线片上观察枕寰关节移位有 3 种间接方法。

（1）评估斜坡和齿状突之间的关系：斜坡是一个骨性平台，它始于背鞍，终于底穴（枕骨大孔前缘），斜坡中点到齿状突及底穴到齿状突的垂直距离小于 5mm。

（2）齿状突一颅底关系（BDI）：在头颅处于中立位时，齿突的尖端和枕骨大孔前缘成垂直关系，成人齿状突尖端和颅底之间的正常距离是 4~5mm，若此间距增宽则有临床意义，在伸屈侧位片上，该距离的水平位移是 10mm，如成人超过 10mm 或儿童超过 12mm，则认为颈颅部不稳或脱位（图 6-2）。

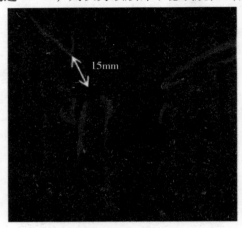

15mm

图 6-2 BDI 法

（3）Powers 指数：测量枕骨大孔前缘与 C_1 后弓之间的距离和枕骨大孔后缘与 C_1 前弓之间的距离。若二者的比率大于 1，则可以做出枕寰前脱位的影像学诊断，若比率小于 1，且排除枕寰后脱位、齿突或 C_1 环骨折、枕骨大孔先天性异常，则属正常（图 6-3）。

如 X 线无法测算 BDI 及 Power 指数，目前多在矢状位三维重建像下测算。

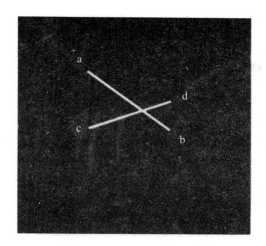

图 6-3 Power 指数

（二）CT 表现

临床或 X 线怀疑有 AOD 的患者建议行 CT 检查。CT 能更精确地确定枕寰关节的关系，关节面矢状位重建较容易发现关节移位或骨折分离损伤（图 6-4）。枕寰关节的移动空间一般不超过 2mm。

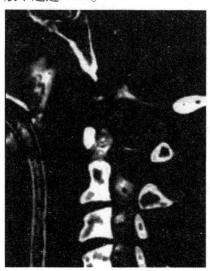

图 6-4　矢状位 SCT 三维重建示枕寰关节分离

（三）MRI 表现

对于 CT 扫描不明显，仍怀疑上颈椎损伤者，可行 MRI 检查。MRI 对诊断神经损伤和枕颈关节的排列很有价值，能够对韧带和椎旁组织显像，如枕寰后膜、翼状韧带、齿状突尖韧带和交叉韧带等（图6-5）。根据韧带损伤程度，Bellabarba 等将 AOD 分为 3 期。Ⅰ期为稳定期，为极少或没有移位的损伤，充分保留韧带完整性，包括单纯翼状韧带撕脱或部分韧带损伤或扭伤；Ⅱ期损伤为双侧枕寰关节轻微移位，可部分或全部自行复位，牵引试验证实韧带完整性丢失，BDI 和 BAI（颅底到齿状突后轴线的距离）均未超出正常值 2mm；Ⅲ期损伤的 BDI 和 BAI 均超出正常值上限 2mm 以上。同时，Horn 提出使用 CT 及 MRI 分型的方法：Ⅰ级损伤，CT 结果正常而 MRI 结果中度异常；Ⅱ级损伤，CT 有 1 个以上异常结果或 MRI 提示枕寰韧带、枕寰后膜、翼状韧带或交叉韧带明显异常。

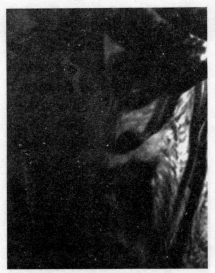

图 6-5　MRI 见高位脊髓水肿 BDI 增大

五、诊断

枕寰关节脱位早期诊断比较困难，一部分患者在意外中死亡，一部分伴有头部外伤或意识不清，所以对所有严重外伤的患者，都应该考虑枕寰关节损伤的可能，直至完整评估将其排除。意识清醒的患者可能主诉枕下、枕部或头部疼痛，也有可能有抬不起头部的主观感觉。但是该病最重要的诊断方法还是影像学诊断。

六、治疗

（一）保守治疗

AOD 多发生于交通事故，所以对于 AOD 损伤、严重外伤或伴有脑外伤的患者，急救过程中要首先注意使用硬颈围对伤者的颈椎进行制动。

入院后在保证患者生命体征平稳后，首先应该对枕寰关节进行复位。谭明生等认为，对于Ⅰ型前移位者，可在患者背后放置毯子，允许头后仰；Ⅲ型后脱位者，可在枕后放置一圆形枕垫使头向前复位。Ⅱ型纵向移位者可用 Halo 架给予颅骨一个向下的压力予复位。复位后及时复查 X 线、CT 及 MRI 了解枕寰关节情况。若位置良好则可以继续予 Halo 架固定直至骨性融合，亦可采取枕颈融合术。夏虹等在 2015 CAOS 指南中提出该类患者不应该进行牵引，约 10% 患者出现神经损伤加重，同时，单纯采用外固定架固定患者约 58% 出现神经损害加重或枕颈不稳，所以，首先推荐枕颈固定融合。

（二）手术治疗

1. 手术适应证及禁忌证　后路枕颈融合术是目前稳定枕寰脱位的有效方法。

（1）适应证：枕寰关节脱位复位后严重关节不稳，外固定无法达到固定效果；具有严重神经受压，需减压解除压迫。

（2）禁忌证：枢椎椎板或棘突解剖结构不完整或损伤，无法进行植骨者。

2. 手术方法

（1）应用钢板与钉棒系统：患者取俯卧位，于颅骨牵引下手术。一般为 5cm×3cm 左右。采用后正中切口，从枕骨粗隆上 2cm 至 C_2 棘突，根据手术计划如果有必要可以显露至 C_3。按顺序显露 $C_2 \sim C_3$ 棘突和椎板、寰椎后弓，最后显露枕部。$C_2 \sim C_3$ 棘突显露后沿棘突一侧，切开项韧带、筋膜和颈后肌群附着部，以手指探查确定椎板后再以骨膜剥离子沿棘突和椎板做骨膜下剥离，干纱条填充止血。将枢椎椎板上缘附着肌止点切断剥离，骨膜下剥离寰椎后弓，向两侧不超过 1.5cm。然后在骨膜外或者骨膜下切开枕肌，直接达枕骨大孔后缘，沿骨膜外紧贴骨膜切开枕肌并向两侧剥离，各 2cm，下方达枕骨大孔上缘。最后显露枕骨粗隆，至此完全显露枕骨、寰椎后弓、$C_2 \sim C_3$ 棘突和椎板。确定 C_2 和 C_3 进针点（椎弓根钉进针方式详见寰枢关节脱位），若无法置入椎弓根钉可采取侧块螺钉，方法为用磨钻在进针点的皮质上钻孔后，钻至 12mm 深，探针测深，根据深度选择合适长度的万向头螺钉拧入（在 $C_3 \sim C_6$ 侧块钻孔时，必须向外倾斜 25°～35°、向头侧倾 15°，约平行于小关节面；在 C_2 钻孔时，向内侧倾 10°～25°，向上倾斜 25°，以免损伤椎动脉）。其余侧块重复上步骤，准备预弯棒与枕骨钢板，将棒置入螺钉的连接头中锁定，保证颈椎的顺列是直的或买部轻度屈曲。多数学者建议选择合适的枕颈融合角度，将枕颈固定角度控制在 Oc － C_2 角度（McGregor 法：a 线为硬腭后上缘与枕鳞皮质外缘最低点连线，即 McGregor 线；c 线为枢椎下终板线）于 15°左右、POCA（posterior occipital － cervical angle，即枕外隆突与枕骨大孔之间扁平区域的切线与 C_3、C_4 关节突后缘连线的成角）于109°左右、颌眉角处于±10°范围内；对于枕颈融合节段的范围，应在充分保证枕颈部稳定性的前提下，选择融合至 C_2（图6-6）。钢板紧贴枕骨，在颅骨外板钻孔，拧入合适型号的枕骨螺钉。进行植骨融合，目前采用新鲜自体髂骨进行植骨的融合率最高。枕骨至少两个椎体组成坚强内固定系统。术后处理：佩戴头颈支具8~12周，直至骨性融合，枕颈融合术后案例见图6-7。

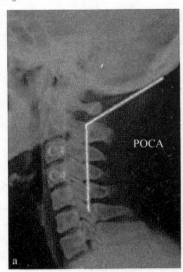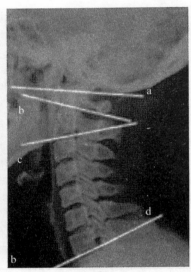

图6-6　a. POCA 夹角；b. McGregor 法测 Oc - C_2 角度为 ac 夹角

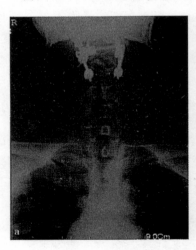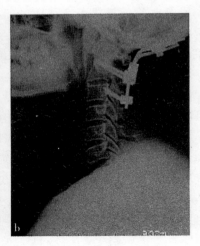

图6-7　枕颈融合术后 X 线表现（棒-钢板系统）

（2）Wertheim 和 Bohiman 的枕颈融合术：暴露方法同前，暴露枕骨至 C_3 部分结构。用高速磨钻在枕外隆凸稍下方中线处，经过枕外嵴钻一个横孔，准备用钢丝将植骨块固定到颅骨上。如果枕外隆凸阙如，须在枕骨大孔边缘钻孔。在 C_2 棘突基底部钻第 2 个孔，在枕外凸点下的横孔中穿入一根 20 号钢丝，自身缠绕一圈，将植骨块固定在颅骨上。通过 C_1 后弓深方和 C_2 棘突基底的钻孔再各穿一根 20 号钢丝，分别沿后弓和棘突下部缠绕一圈。取髂骨，用磨钻打磨后，在植骨块相应部位钻孔，穿入钢丝，按压植骨块使其骨松质面与枕骨和 $C_1 \sim C_2$ 后侧部分相接触。将通过枕骨基底部的钢丝游离端拧紧，再拧紧通过 C_1 后弓下方的钢丝和通过 C_2 棘突基底部的钢丝，牢固固定植骨块。术后需用头环牵引或牵引后再应用头环支具，直至 12 ~ 16 周骨性融合。

（郑怀亮）

第三节　寰椎横韧带损伤

寰椎横韧带是寰枢椎稳定成分中最基本、最重要的韧带，它限制齿状突的过度活动，阻止寰椎向前脱位。横韧带损伤可导致寰齿关节、寰椎与枢椎间不稳，继而发生寰椎脱位，严重者可伤及延髓，导致严重的后果。

一、流行病学和损伤机制

横韧带损伤往往伴有寰枢椎的骨折脱位，单纯横韧带损伤较为罕见，其发病情况未见报道。横韧带致密、坚固，无弹性，可伸展度很小，当承受外力时它常突然断裂，原有强度及功能难以恢复。寰椎横韧带损伤主要由外伤引起，原因有交通事故伤、高处坠落伤、重物砸伤、跌倒、体育运动伤、骑马意外伤等。其损伤机制大多为枕顶部遭受暴力及头部过度屈曲。头部过度屈曲时，头部的动能主要集中在横韧带上，齿状突恰在其中央部，形成一种"切割"外力，造成横韧带断裂。另一种损伤机制见于寰椎爆裂性骨折（Jefferson 骨折），即垂直暴力作用，使寰椎侧块和椎弓骨折段分离移位造成横韧带撕裂。

二、解剖学特点

寰椎横韧带是上颈椎最大、最厚、最坚固的韧带，它附着于寰椎侧块内结节上，将枢椎齿状突固定于寰椎前弓的内面，并与之构成寰齿后关节。横韧带的中间部比较宽阔，其宽度为 7 ~ 8mm，在两侧侧块的附着部宽度变小，横韧带的长度在 20mm 左右，厚度为 2 ~ 3mm。其中央部将枢椎齿状突的大部分覆盖，并分别向上、下方发出纵行纤维束，分别止于枕骨大孔前缘及枢椎椎体后面而呈十字形，称为寰椎十字韧带。寰椎横韧带是维持寰枢椎稳定性的最主要结构，其他韧带仅起辅助作用。

三、分型

Dickman 等根据横韧带及骨性结构的损伤程度及范围将横韧带损伤分为两种类型。Ⅰ型为韧带本身断裂，分为两个亚型，ⅠA型为韧带断裂，ⅠB型为附着部断裂。Ⅱ型为韧带附着部骨性结构断裂，也分为两个亚型，ⅡA型为寰椎侧块粉碎性骨折，ⅡB型为不伴有侧块的骨折（图6-8）。

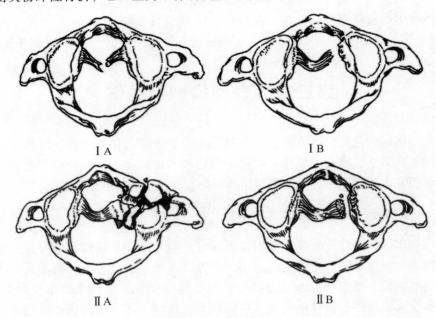

ⅠA   ⅠB

ⅡA   ⅡB

图6-8　横韧带损伤分型

四、辅助检查

（一）X线平片

普通 X 线片上无法显示横韧带，只能间接通过骨折成角或移位来评估横韧带的完整性，其中以寰齿间距（ADI，即从寰椎前弓后缘中点至齿状突前缘的距离）最为常用。在成人，ADI 一般不超过 3mm，并且伸屈位时无改变。侧位片上 ADI 增宽提示横韧带断裂或功能不全，表明寰枢椎不稳。正常成人的 ADI 虽然大多在 3mm 以下，但仍有少数处于 3～4mm 之间，因此当成人 ADI≥4mm 时可诊断寰枢椎不稳，而 ADI≥3mm 时应高度怀疑寰枢椎不稳，但尚需结合临床其他检查方可确诊。此外，椎体前缘软组织影增宽对于诊断也有一定价值。开口位中当寰椎两侧侧块向外分离移位距离之和大于或等于 6.9mm 时被认为有韧带断裂而致不稳。Dickman 等认为，儿童 ADI 可扩大为 5mm，且其范围相差悬殊。临床上多以 ADI 超过 4mm 或 4.5mm 作为诊断儿童寰枢椎不稳的标准（图 6 - 9）。

Powers 比率为枕骨大孔前缘（B）和 C_1 后弓之间的距离枕骨大孔后缘（C）和 C_1 前弓之间的距离。比值大于 1，可以判定枕寰前脱位；小于 1，需要鉴别排除枕寰后脱位、齿状突或 C_1 环骨折、枕骨大孔先天性异常后，才可以判定正常（图 6 - 10）。

（二）CT 扫描

高分辨率 CT 扫描可显示横韧带所在位置，其中部位于齿状突后面部分在 CT 上显示高密度影，而在内结节附着处密度相对较低，有时 CT 扫描还可显示横韧带在寰椎侧块附着处的撕脱骨折（图 6 - 11）。

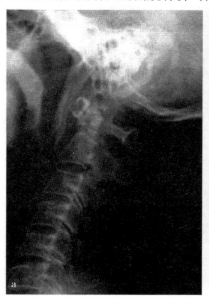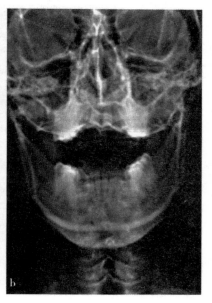

图 6 - 9 a. 侧位片显示 AO 间距明显增宽，提示横韧带部分撕裂；
b. 开口位片显示左右寰齿间距不等，提示横韧带损伤

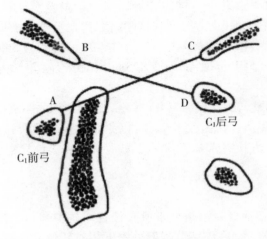

图 6 – 10　Powers 比率 = BD/AC

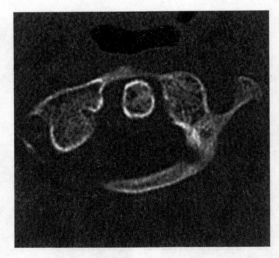

图 6 – 11　左右寰齿间距不等，提示横韧带损伤图

（三）MRI

MRI 检查可直接显示寰椎横韧带及其损伤部位，因而具有明确的诊断学价值。横韧带在 MR 图像上呈低信号，在轴位像上其前方的齿状突关节和后方的脑脊液的高信号与其形成鲜明对照。横韧带断裂时断裂处呈高信号影，其解剖连续性缺失。如损伤处有血肿则表现为高信号影（图 6 – 12）。

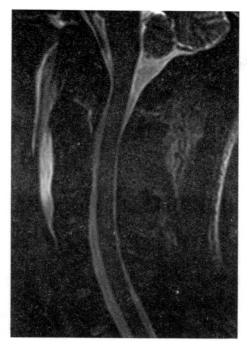

图 6 – 12 **T₂WI 齿状突后缘可见异常高信号，提示韧带损伤**

五、诊断

创伤性寰椎横韧带断裂是一种十分严重、危险的损伤，其后果之严重远远超出由炎症等其他原因所引起的寰枢椎不稳。此类患者常可因延髓生命中枢受到波及而在伤后死于受伤现场，即使送往医院就诊也容易被漏诊，有时直至尸检时才被发现。诊断横韧带损伤需根据病史、临床表现和影像学资料进行综合诊断。

横韧带损伤的临床表现主要取决于韧带损伤后寰椎前脱位的程度以及是否造成脊髓压迫；轻者可仅表现为局部症状，重者则由于脊髓损伤而发生瘫痪甚至死亡。局部症状主要是枕部疼痛、颈部僵硬及活动受限，自觉枕颈部无力及不稳，同时伴有头痛、头晕及视物模糊、吞咽困难等。脊髓压迫症状可有下肢或上肢放射性麻木、疼痛或跛行，严重者可瘫痪，甚至因呼吸困难导致死亡。

六、治疗

治疗方法主要取决于寰椎横韧带损伤的程度，包括非手术治疗和手术治疗。

（一）非手术治疗

非手术治疗包括牵引、支具、颈围、石膏等。Dickman 等认为，对于 I 型损伤，非手术治疗不能使已断裂的横韧带愈合，因此无法使寰枢椎的稳定性得到恢复，所以一旦诊断明确应早期手术治疗。手术目的在于矫正脱位，解除脊髓压迫并恢复寰枢椎稳定。II 型损伤可先用严格的颈椎外固定支具治疗，经合理持续 Halo 支具制动 12～16 周后仍有骨不连或连续不稳的患者则需手术治疗。但是无论接受多么严格的保守治疗，仍有部分患者不能恢复寰枢椎的稳定，进而需通过手术治疗。

（二）手术治疗

对于 I 型横韧带损伤、伴有寰枢椎骨折、保守治疗失败的 II 型损伤者，建议通过手术治疗。经典的方法主要为 Gallie 法和 Brooks 法及其改良技术。但是随着技术的发展，各种新的手术方式也纷纷出现，如 C_1～C_2 侧块螺钉、C_1～C_2 关节突螺钉等，而目前经后路椎弓根内固定成为治疗横韧带损伤的主流术式。

七、预后

单纯寰椎横韧带损伤预后的关键在于早期发现，多数及时发现者经过积极的治疗可以获得满意的疗效。部分未及时治疗的患者后期可能出现寰枢关节不稳甚至神经症状。

（陈海龙）

第四节　寰枢关节脱位

创伤性寰枢关节脱位（atlantoaxial dislocation，AAD）是指创伤造成的寰椎与枢椎骨关节面失去正常的对合关系和稳定性，并发生关节功能障碍和（或）神经压迫的临床解剖改变。

一、流行病学和损伤机制

创伤性寰枢关节脱位约占急性颈椎损伤的 1%～2%，多由高速创伤造成，可分为并发骨折的寰枢关节脱位和单纯寰椎脱位。前者在临床上以并发齿状突基底部骨折最为常见。当暴力使头前屈（多见于青壮年）或伸展（多见于老年）时，可致齿状突基底部骨折，使其连同寰椎向前或向后移位，同时垂直暴力导致椎弓及侧块骨折分离发生脱位。单纯寰椎脱位在理论上根据暴力的方向可能出现各个方向的移位，包括突然屈曲导致横韧带断裂时出现的寰椎前脱位；

突然撞击颏下或过度后伸出现的寰椎后脱位，如果此暴力下出现翼状韧带、齿突间韧带、副韧带损伤，可见分离型寰椎脱位。

二、损伤特点

寰枢关节由左右寰椎下关节面与枢椎上关节面组成。该关节稳定性依赖于周围韧带。向前的稳定性主要依靠横韧带，其次是成对的翼状韧带，其余作用较小的有齿突尖韧带、十字韧带和副韧带及关节囊韧带。后向稳定性依赖于寰椎前弓与齿突的机械接触。Fielding 等研究表明，如果横韧带断裂，再次施以相同暴力，剩余韧带不足以防止寰枢椎进一步脱位。

寰枢关节面较平坦，囊大而松弛，关节之间无椎间盘。这种结构特点使寰枢关节可完成较大范围的轴向旋转、某种程度的屈伸及小范围的侧屈，也正是这种灵巧的结构使寰枢关节成为脊柱中活动度最大但也最不稳定的部分。

三、分型

（一）TOI 分型

该分型属于临床分型，由中日友好医院在 2007 年提出，根据受伤时间、影像学及复位情况等分为 3 型。

（1）牵引复位型（traction reduction type）：简称 T 型，又分为两个亚型。若患者受伤时间小于 3 周，为新鲜创伤所致的脱位，牵引后复位良好，通过保守治疗恢复寰枢椎功能的属于 T_1 型；若受伤时间大于 3 周，为伴横韧带断裂的陈旧性脱位，该脱位牵引复位后具有再脱位倾向的属 T_2 型。

（2）手术复位型（operation reduction type）：简称 O 型，如陈旧性创伤、手术失败的患者，严格牵引 1~2 周无法复位，影像学上无关节破坏或骨性融合，ADI≥5mm、SAC≤13mm 或侧块分离大于 7mm，经手术治疗能复位者。

（3）不可复位型（irreducible type）：简称 I 型，影像学上寰枢关节突关节已骨性融合，手术无法满意复位者。

（二）Stauffer ES 分型

I 型，寰椎前脱位伴横韧带断裂；II 型，寰椎前半脱位伴齿状突骨折；III 型，寰椎后脱位，滑向齿突后方；IV 型，寰椎旋转半脱位。

（三）尹庆水的临床动态分型

尹庆水等对广州军区总医院收治的 123 例寰枢椎脱位患者行牵引复位，根据复位情况将脱位分为 3 型。

（1）可复型：经牵引等保守治疗能复位的称可复型寰枢椎脱位，又分为易复型和缓复型。①易复型：入院后行单纯颅骨牵引或单纯颌枕带牵引后能复位者；②缓复型：经上述牵引方法处理后不能复位，而经头颈双向牵引1~2周能复位者。

（2）难复型：经头颈双向牵引1~2周不能复位者。对于难复型寰枢椎脱位，宜先行经口咽前路松解术，术后双向牵引，复位后酌情行后路寰枢椎固定或减压枕颈固定。

（3）不可复型：经口咽前路瘢痕松解后，毫无松动迹象，再行双向牵引不能复位者；经头颈双向牵引毫无松动迹象，且螺旋CT三维重建显示C_1~C_2之间有骨性连接者均为不可复型寰枢椎脱位。此型宜行前后路分期或一期减压，枕颈固定融合术。

四、辅助检查

（一）X线平片

X线对关节间隙不等宽、齿状突前移、脱位诊断效果较好，但对细微骨折显示不佳。颈椎动力位片能显示寰枢椎稳定性，但是临床上患者常难以配合。颈椎开口位片可以测量齿突边缘与两侧块内侧缘的间隙，正常情况下齿突居中，两侧对称，若不对称可能存在脱位。颈椎侧位片上主要通过寰齿间隙、寰枢椎管储备间隙、寰枢椎不稳定指数进行诊断。

寰齿前间隙成人大于3mm或儿童大于4mm说明有前脱位或者半脱位。

寰枢椎管储备间隙（space available of thespinal cord, SAC）指侧位片上齿突后缘与寰椎后弓前缘的距离。若成人SAC在14mm以下则出现脊髓压迫症状，SAC在15~17mm之间存在受压可能，SAC在18mm以上不产生脊髓症状，但临床建议进一步行MRI检查明确脊髓情况。

寰枢椎不稳定指数（instability index, II），计算公式为（a−b）/a×100%，a和b分别指过伸、过屈侧位上SAC的数值。Watanabe认为，该数值大于30%提示脊髓压迫症状，大于40%时有手术指征（图6−13）。

（二）CT表现

CT能较好显示齿突、侧块、寰椎骨折，便于了解骨块移位情况，同时，对于发育畸形的空间解剖细节可以较好呈现。近年来，三维SCT显示脱位情况效果更佳。

（三）MRI现

MRI对于发育畸形所致的寰枢椎脱位的诊断率最高，能显示寰枢椎周围韧带及脊髓损伤的情况，但是其对细微骨折、旋转脱位等诊断率低。

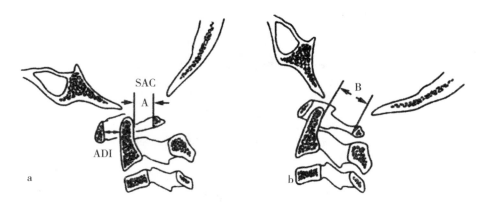

图 6 - 13　过屈位及过伸位的寰椎椎管储备间隙

（四）CTA、MRA、DSA

寰枢关节脱位患者椎动脉可能受到损伤，行 CTA、MRA、DSA 可明确双侧椎动脉情况，对手术治疗具有重要意义。

五、诊断

寰枢关节脱位的典型临床表现是斜颈，单侧关节脱位时，头部离开患侧向对侧倾斜，出现颈部疼痛、僵直，对侧胸锁乳突肌痉挛。但是临床上患者更多表现为颈后及枕下疼痛，颈部活动受限，也有可能伴有脊髓损伤症状。对于其诊断标准，学者们意见不一，多数人认同的寰枢椎脱位的诊断要点包括：①患者均有不同程度的颈枕部疼痛；②影像学测量 ADI≤5mm，SAC≤14mm 或侧块分离大于 6.9mm；③脊髓功能障碍。

六、治疗

寰枢关节脱位的治疗策略根据患者的病因、病程、脱位程度、症状及影像学而不同，常需要先对症处理，总的治疗原则就是复位、解除或预防神经压迫，重建上颈椎的稳定性。因为寰枢椎融合术后上颈椎旋转功能受限，所以我们首先考虑进行保守治疗，但是必须严格把握适应证和临床分型。

（一）保守治疗

仅适用于能通过手法或者牵引得到满意复位的 T$_1$ 型寰枢关节脱位，且患者无神经症状及寰枢关节不稳。采用手法或者牵引复位 1~2 周，更换支具或头颈胸石膏固定 2~3 个月。T$_1$ 型患者复位后有再脱位趋势及 T$_2$ 型者可以使用 Halo 架固定（图 6 - 14），亦可维持牵引直到寰枢椎骨性融合。

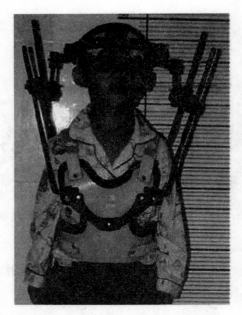

图 6 - 14 寰枢关节脱位 Halo 架固定后外观

（二）手术治疗

适用证：①T_2 型、O 型及 Ⅰ 型伴有脊髓神经功能损伤的患者，ADI ≥ 5mm 和（或）SAC ≤ 13mm；②虽无脊髓神经功能障碍，但是伴有持续性颈枕疼痛及交感神经症状影响生活者；③保守治疗时发现 ADI 增大。

手术治疗方式简单分为复位、减压、固定、融合。寰枢椎脱位即寰椎和枢椎发生相对移位，使椎管内面积减少，脊髓受压，所以应首先进行复位，恢复正常关节间隙，解除脊髓压迫，但对于结核或肿瘤等压迫脊髓者，需切除受压物进行减压。减压后即进行融合固定，重建上颈椎稳定性，目前最常用的是采用椎弓根螺钉固定 + 植骨融合技术。

（三）手术方法

1. 后路手术　包括 $C_1 \sim C_2$ 椎弓根钉固定术和侧块螺钉固定术；后路经 $C_1 \sim C_2$ 侧块关节螺钉固定融合手术（Magerl 手术）；钢丝和椎板夹等后路寰枢椎固定手术，包括 Gallie 后路钢丝手术、Brook - jenkins 后路钢丝手术、Sonntay 后路钢丝手术、椎板夹手术；枕颈固定融合术。

（1）$C_1 \sim C_2$ 椎弓根钉固定术适应证：具有置钉条件的 T_2 型和 O 型寰枢椎脱位。

禁忌证：①寰椎侧块爆裂骨折禁用寰椎椎弓螺钉和寰椎侧块螺钉；②进

钉点处和椎动脉沟处寰椎后弓高度 <4.0mm 禁用寰椎椎弓根螺钉；③枢椎椎体爆裂骨折禁用枢椎椎弓根螺钉和枢椎侧块螺钉；④枢椎的横突孔处的椎弓高度和宽度 <5.0mm 禁用枢椎椎弓根螺钉固定，<4.0mm 禁用侧块和椎弓根螺钉固定；⑤难复性寰枢椎脱位，脊髓受压症状、体征明显，宜行经口咽前路减压钢板固定，但也可经口咽前路减压复位或行后路寰枢椎椎弓根螺钉固定。

手术步骤：①气管插管全身麻醉后，在颅骨牵引下取俯卧位，将头端抬高20°~25°，使寰枕关节处于屈曲位；②自枕骨粗隆至 C_3 棘突后正中切口。切开皮下与项韧带。骨膜下剥离显露 C_1~C_3 椎板与 C_1~C_2、C_2~C_3 两侧侧块关节。切断枢椎椎板与侧块交界处上、下缘之黄韧带，该交界线为椎管至外侧壁，也是枢椎峡部的内侧边界；③寰枢椎弓根螺钉的进钉点：对于寰椎后弓厚度 >4.5mm 的患者，寰椎后弓旁开中线 20mm 与后弓下缘上 2~3mm 的交点处，即进针点。对于寰椎后弓厚度 <4mm 者或儿童患者，可采用寰椎后弓显露法安全置钉（图 6-15）；④用神经剥离子分离和探测 C_1 的侧块内侧缘和后弓下方侧块的背侧，确定这两个骨性结构后，在进钉点用磨钻磨去少许皮质，用手锥（限深）由此钻入，手锥方向为保持内倾 10°~15°，头倾角度 5°~10°，深度 26~30mm，放置定位杆，C 臂机透视，证实进针位置和方向正确后，丝攻，选择长度适当的螺钉拧入。王欢等选择椎弓根上壁，即椎动脉沟底、下壁和内侧壁最外侧的部分的后弓最狭窄的部分为进针点；⑤显露枢椎峡部的上面与内侧面（椎管外侧壁），选择 C_2 上关节下方 5~6mm 与峡部内侧面的外侧 5~6mm 的交点为进钉点。进钉方向为内倾 20°~25°，头倾角度 20°~25°，深度 26~30mm；⑥根据寰枢椎侧块的位置和 C_1~C_2 脱位的情况，预弯并连接钛钢棒，复位固定寰枢椎；⑦植骨融合（图 6-16）。

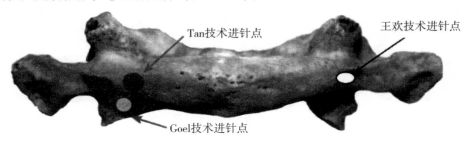

图 6-15 Tan 技术、王欢技术、Goel 技术进针点

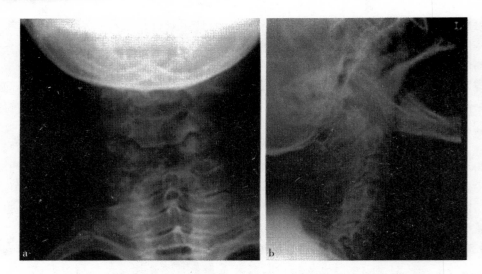

图 6 – 16　寰枢关节脱位伴齿状突、寰椎后弓骨折患者术前 X 线正侧位片

术后处理：术后 3～5 天可佩戴颈托下床活动，佩戴时间为 3 个月（图 6 – 17）。

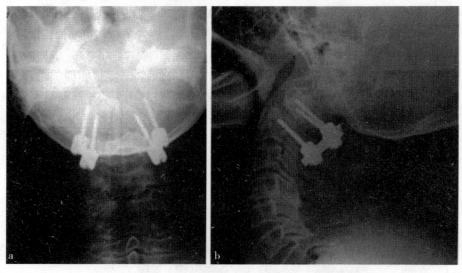

图 6 – 17　C_1～C_2 椎弓根钉内固定术后 X 线正侧位片

（2）C_1～C_2 侧块螺钉固定术适用证：侧块完整的 T_2 型脱位及已通过前路松解或牵引复位的 O 型脱位。

手术方法：①选择枕颈后正中入路，显露寰椎后弓和枢椎椎板，沿寰椎后弓下缘骨膜分离至后弓根部，将静脉丛和 C_2 背侧神经根牵向下方，显露寰椎侧块下后方中点并作为进钉点；②用高速磨钻标记，平行于寰椎后弓平面，由后向前钻一导孔，进针方向为侧位透视下手锥对准寰椎前结节，并向中线内倾 5°~15°钻孔，扩孔直径 3.5mm，选择长度 25mm 左右的螺钉；③以枢椎侧块中点为进钉点，向头端倾斜 25°~30°，内倾 25°~30°；④透视见进针角度和位置良好后，拧入长度适合的螺钉；⑤植骨融合。

手术相关并发症：①术中神经损伤：此部位是脊髓生命中枢对应的部位，术中操作不当，包括术中复位牵拉、进钉点及进钉角度选择不当等均可损伤脊髓，造成截瘫甚至死亡。因此，术中操作小心谨慎，充分显露术野，随时监测脊髓功能是预防神经损伤的关键；②术中椎动脉损伤：术前要了解患者局部的解剖特点，确定有无解剖变异，术野不宜过大，椎弓根钉进钉点及进钉方向的选择要准确，不能盲目进钉；③术后血肿：术中如果止血不彻底、引流管放置不当导致相应的脊髓神经症状，需要紧急探查清除，若处理及时则预后较好，否则预后不佳。预防措施包括术中止血要彻底、安放引流管并保持通畅以及使用止血药物等；④植骨不融合：主要是由于局部固定不稳定，植骨受区骨面打磨不理想，植骨与受区贴合不紧密。另外，取骨条件差亦可导致植骨不融合；⑤螺钉松动：常见原因主要有螺钉偏外，关节突外缘皮质破裂，致使固定不牢固；进钉点选择不准确，多次反复钻孔，致钉孔扩大；在骨折的侧块上行螺钉固定；严重骨质疏松；过早进行颈部功能锻炼。

（3）后路经 C_1~C_2 侧块关节螺钉固定融合手术（Magerl 手术）适用证：T_2 型脱位及已通过前路松解或牵引复位的 O 型脱位；伴有后弓或椎板骨折的寰枢关节脱位。

手术方法：①全身麻醉，取得俯卧位，头抬高 20°~25°，使寰枕关节处于屈曲位；②取枕骨粗隆至 C_3 棘突后正中线为切口。剥离 C_1~C_3 椎板两侧侧块，切断枢椎椎板与侧块交界处上下缘的黄韧带，该交界处为椎管的外侧壁。该边界向外 2~3mm 与枢椎侧块下缘之上 2~3mm 为螺钉进针点；③用巾钳夹持枢椎棘突轻轻推压（前脱位向前推，后脱位向后拉）以获得复位；④维持复位下磨钻打孔，进针方向为头向寰椎前结节内倾 0°~10°（图 6-18），用 2.5mm 直径手锥钻孔，将 1.5mm 克氏针穿入骨孔，透视位置良好后，拧入长度适合的螺钉（留意椎动脉走向，钉道经枢椎峡部、椎弓根，进入枢椎侧块，并经寰椎侧块后半部向头侧）；⑤左右各拧入 1 枚螺钉，若一侧无法置钉，可结合钢丝或椎板夹固定；⑥植骨融合。

并发症：主要包括螺钉偏离、螺钉断裂、螺钉穿出以及由此造成的颅神经损伤、椎动脉损伤等，其中椎动脉损伤是风险较大、相对较易发生的并发症之一。造成螺钉侵入枢椎椎动脉孔的主要因素有：①椎弓根的宽度：解剖测量发现，有些个体的椎弓宽度极为狭小，难以容纳 1 枚螺钉，或者允许的安全范围较小，螺钉稍有偏误，则侵入椎动脉孔内；②寰枢关节复位不良：手术前强调较完善的寰枢椎复位，如果复位欠佳，钉道容易进入椎动脉孔，造成椎动脉损伤；③术者对钉道方向的把握误差过大。因此，术前患者应该接受详细的 CT 扫描检查，包括斜行螺旋 CT 断层扫描，明确枢椎椎弓以及寰椎侧块的情况，排除因椎动脉异常或类风湿关节炎而造成对骨性结构的侵蚀；术中根据解剖标志以及透视结果反复确认方向，这对于选择实施本术式以及避免医源性椎动脉损伤是非常重要的。

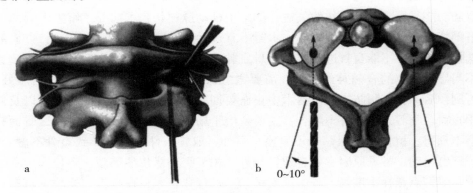

图 6 - 18　侧块关节螺钉进钉位置

（4）后路寰枢椎钢丝及椎板夹手术。

（5）枕颈固定融合术：各种原因引起的陈旧性寰枢椎脱位伴脊髓压迫症患者，有时需要切除寰椎后弓减压或经口前路切除寰椎部分前弓、齿突减压，术后势必造成寰枢椎极不稳定，需要进行固定以提供植骨融合的环境。为最大限度地保留颈椎的活动范围，最理想的固定方法是进行寰枢椎短节段固定，然而，有些患者由于减压、骨折、骨组织病变、解剖异常等因素导致无法采用寰枢椎短节段固定，而必须进行枕颈固定融合。

手术方法：①气管插管全身麻醉，置患者于俯卧位，维持头颅牵引；②常规枕颈后正中切口，显露枕骨背部，寰椎后弓，枢椎椎板、侧块；③根据脊髓后方受压范围决定后方减压范围，必要时酌情咬除 0.5 ~ 1.0cm 半弧形枕骨，以扩大枕骨大孔，切除宽约 1.5cm 的寰椎后弓或部分枢椎椎板，予以后方减压；④显露枢椎椎弓根，以枢椎下关节突中点内上各 1 ~ 2mm 为进针参考点，直视枢椎椎弓根的情况下钻孔（向头侧 30° ~ 35°，向内侧 20° ~ 25°）；⑤必要时为增加固定强度，可适当于下方增加至 C_3 甚至 C_4 侧块螺钉（以侧块中点内下各 2mm 为进针参考点，向头侧约 45°，向外侧约 28°）；⑥依次旋入枢椎椎弓根螺钉（或包括 C_3、C_4 侧块螺钉），调整好枕颈轴线，颅骨钻孔旋入螺钉固定，安装铁棒，并安装横连接杆；⑦取髂骨块修剪成适合大小和形状移植于枕颈部；

⑧术毕拆除颅骨牵引，伤口负压引流 48h，酌情应用地塞米松和甘露醇脱水，离床者需带颈托保护。颈围制动 3 个月，定期复查照片，了解内固定及关节融合情况。

2. 前路手术　包括齿状突切除术；前路寰枢椎钢板固定融合术（TARP）；经颈侧方入路行脊髓腹侧减压；前路松解后路复位内固定术。

（1）齿状突切除术适应证：Ⅰ型寰枢关节脱位，前路松解后路固定无法获得满意复位者。

手术步骤：①术前 1 周进行口咽部检查，若发现疾病需先进行治疗；漱口、口腔雾化 1 周；术前 1 天行气管切开、颅骨牵引；②全身麻醉（气管切开插管），留置胃管。取仰卧位，头高足低，头略后仰，三点头架固定，仔细保护眼睛，无菌辅料遮盖面部和颈部，术前应用碘溶液清洁口腔和咽喉部，用纱布将鼻咽部塞满，放置血液在喉咙部聚集；③悬雍垂反折并临时固定，在咽后壁触及寰椎前结节，经咽部插入脊柱穿刺针，通过 C 臂机器透视侧位来定位。在显微镜下在后咽部正中做纵向切口，近悬雍垂时切口绕向一侧，软腭牵向两侧。在这个部位存在四层薄组织：咽黏膜、咽括约肌、口咽筋膜和前纵韧带。正中部位出血相对较少，必要时可电凝止血；④采用骨膜剥离子沿寰椎前弓骨膜下进行分离，将骨表面的软组织剥离至枢椎侧块。组织瓣可以用长固定缝线进行牵开。用磨钻磨除寰椎前弓中段，宽 1.2 ~ 2.0cm（注意宽度，避免损伤寰枢椎椎体侧块和两侧椎动脉），切除前弓与齿状突间的脂肪和纤维组织，显露齿状突，小心磨除；⑤若切除后，后纵韧带因钙化等原因无法回弹，证明减压不彻底，可切除前纵韧带进行减压；⑥齿状突切除后寰枢关节稳定性被破坏，需要后路行 C_1 ~ C_2 固定融合或术后配合头颈胸石膏或者支具固定 3 个月。

（2）前路寰枢椎钢板固定融合术（TARP）适应证：①先天性齿突发育畸形、颅底凹陷、Arnold Chiari 畸形、类风湿关节炎齿状突陈旧性骨折、寰椎横韧带断裂瘢痕形成等各种疾患引起的难复性寰枢椎前脱位，延脊髓的致压物来自前方，后方手术入路无法获得脊髓充分的减压；②术前经正规的头颈双向牵引 3 ~ 5 天不能获得复位的难复性寰枢椎脱位，脊髓压迫症状没有缓解；③各种难复性寰枢椎脱位在经口松解减压后寰枢椎之间已有松动迹象，但尚未获得充分复位者；④已行前后路寰枢固定或枕颈固定手术但失败，颈髓仍然受压，神经症状没有改善或加重者。

手术步骤：首先进行显露和减压。经鼻气管插管全身麻醉，仰卧位，维持头颅牵引，口腔常规消洁处理后，碘附彻底消毒面部、口腔及咽部，Codman 口腔撑开器显露口咽部，沿中线纵向切开咽后壁 4 ~ 6cm，分开头长肌和颈长肌并向两侧牵开，显露寰枢椎前部结构和 C_1 ~ C_2 关节，清除周围的瘢痕组织或切除已畸形愈合的骨痂,并切除侧块关节囊、瘢痕组织,用高速磨钻磨去寰枢外侧关节软骨。予以充分松解减压后,此时寰椎已有松动迹象。

其次进行复位和固定(图6-19、图6-20)。复位分两步完成:寰枢椎复位器钳柄加压后,前端撑开,将钢板连同寰椎一起向上提位,从而使脱位的寰椎向上撑开;旋转寰枢椎复位器顶端的旋钮就可以从前向后旋拧推进钢板,直至将寰椎向后复位。图中上方的螺钉为将TARP固定于寰椎的2枚螺钉,下方的螺钉为通过TARP滑槽固定于枢椎的临时复位钉。

于C₁安上合适大小的钢板,在钢板上方两侧的螺钉孔沿寰椎侧块的长轴方向钻孔、攻丝后用合适长度的螺钉拧紧。用2枚螺钉将钢板固定在寰椎两侧的侧块上,使寰椎和钢板成为一个整体。

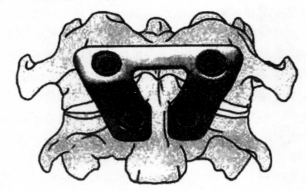

图6-19 TARP钢板

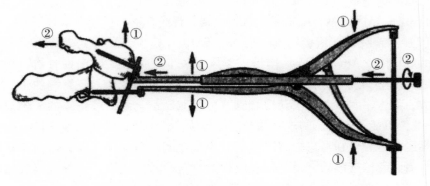

图6-20 寰枢椎脱位复位过程

在枢椎体前面通过钢板中下部的滑槽临时固定1枚复位螺钉,螺钉根部保留2~3mm,使枢椎和临时复位螺钉成为另一个整体。

维持头颅牵引,用复位器远端的上臂向上持住钢板上方横梁,下臂向下持住枢椎上通过钢板滑槽的临时复位钉，撑开复位器远端的上臂和下臂就可以将临时复位螺钉和钢板分开（临时复位螺钉可通过钢板的滑槽向下滑动），这样两个整体就分开了，从而达到将向前下脱位的寰椎向上撑开的目的。

旋转寰枢椎复位器上端的旋钮即可从前向后旋拧推进钢板，直至将寰椎向后复位。

经 G 型臂 X 线透视机证实达理想复位后，用另外 2 枚经口逆向椎弓根螺钉或关节突螺钉将钢板固定于枢椎并锁紧，然后去除枢椎前面的临时复位螺钉。这样，通过 4 枚螺钉的作用就能够用钢板将寰椎和枢椎固定于复位状态。由于寰椎 2 枚螺钉偏斜向外侧，枢椎 2 枚螺钉偏斜向外下侧，与钢板之间具有整体角度效应，这种整体角度固定更增加了固定效果。

第三进行植骨。取自体髂骨块或颗粒从钢板窗内填充移植于 $C_1 \sim C_2$ 的两侧关节间隙。

最后关闭切口。用椎旁的肌肉覆盖钢板，仔细用无损伤缝合线分两层缝合咽部肌层和口腔黏膜层。

（3）经颈侧方入路行脊髓腹侧减压：术前观察寰枢关节的横截面 CT 影像，如枢椎齿状突偏向一侧，手术入路即选在该侧仰卧位，头向对侧倾，切口以乳突为中心，由其后方 6～8cm 起，经过乳突，沿胸锁乳突肌前缘到达该肌的中部。将胸锁乳突肌和头夹肌由乳突附着处横断，向下翻转。在乳突前下方 1cm 处可触及 C_1 横突（若为寰椎枕骨化畸形，可寻找 C_2 横突）。将附着在 C_1 横突上的肩胛提肌和深筋膜剥下，显露出横突。用咬骨钳打开横突孔，游离出椎动脉，向后牵开，显露出 C_1 侧块。用高速磨钻磨去 C_1 侧块的后半部分，即可以显露出枢椎齿状突和枢椎体。用磨钻磨去齿状突或枢椎椎体后上角（针对齿突不连病例），将紧邻硬膜的最后一层皮质骨用刮匙刮除，直至受压的硬膜膨起。对于术前没有做过融合术或融合失败的病例，在减压术 2 周后再做枕颈融合术。

（4）前路松解后路复位内固定术适应证：O 型寰枢椎脱位，ADI ≥ 8mm 或 SAC ≤ 10mm，寰枢关节无骨性融合。

禁忌证：T 型，可后路手术复位无须前后联合；I 型，寰枢关节已骨性融合，前后联合复位效果差。

手术步骤：①术前准备，术前 1 周进行口腔护理，术前气管切开，建立口咽外气道，留置胃管等；②前路松解。全身麻醉，取仰卧位，用口腔撑开器显露咽后壁。正中切口显露寰枢椎前面，中线旁开 15～20mm 方位，切除寰枢椎之间的瘢痕、肌肉、韧带和关节囊等阻碍复位的软组织，必要时切除寰椎前弓；③缝合咽部切口，将患者平稳翻身取俯卧位，颅骨固定架固定于轻度屈曲位，后正中切口，沿后弓后下方，紧贴骨膜显露寰枢后弓至旁开中线 20mm 的范围；

④选择寰椎后结节旁开 20mm 与后弓的后下元的交点为进钉点。进钉点应进行个体化调整，对于后弓厚度≤4mm 的患者，可显露后弓，用神经剥离子把椎动脉向上方牵开，用磨钻或咬骨钳咬去后弓骨皮质，将旁开中线 20mm 与后弓上下两面之中点的交点为进钉点；⑤寰椎椎弓根螺钉进钉角度：保持内倾 10°～15°，头倾角度 5°～10°方向磨钻打孔，置定位杆于椎弓根孔内，C 臂机透视，证实进针位置和方向正确后，置入螺钉；⑥伴有寰枕关节破坏或枕颈融合患者可选择枕颈融合固定融合术；⑦枢椎进针方法同前；⑧复位固定，根据透视寰枢椎脱位大小，预弯钢板或棒，再上螺帽提拉复位；⑨减压，切除寰枢椎后弓和（或）枕骨大孔后缘减压；⑩植骨融合。

术后处理：加强术后呼吸道护理，保持咽后壁切口洁净、干燥，维持鼻饲管 1 周以上至切口愈合剂患者自行做吞咽动作。应用广谱抗生素、糜蛋白酶和地塞米松雾化，每日两次，持续至切口愈合。卧床 3～5 天，颈旁放置沙袋制动，轴位翻身，四肢锻炼。3～5 天后可佩戴支具下地行走。对于前路松解方法，王冰等提出使用内窥镜辅助前路松解，减少创伤和感染风险。

（5）前路经椎体寰椎侧块螺钉固定术适用证：寰枢椎行后路融合术失败者；因创伤、肿瘤致寰枢椎后部骨性结构破坏者；寰枢椎过伸复位，屈曲位脱位不稳定者；脊髓压迫来自寰枢椎前方。

手术方法：采用前外侧咽后手术入路，进针点有两种选择。Lu 等提出的进针点为枢椎前弓下缘与枢椎椎体侧缘交界上方 4mm 处，钉道沿外偏 5°～23°、后偏 15°～26°方向经寰枢外侧关节中部进入寰椎侧块外上角至寰椎侧块上关节面骨皮质下。王超等提出的进针点为枢椎体底部中点旁 2mm 处。钉道沿外倾 10°～32°、后倾 0°～32°方向经寰枢外侧关节进入寰椎侧块至寰椎侧块上关节面骨皮质下停止。

（陈海龙）

第五节　寰枢椎半脱位

创伤性寰枢关节半脱位是指寰枢两侧块中有一侧发生脱位，而另一侧没有发生脱位，寰齿前间隙为 2～3mm，不超过 5mm。

一、流行病学和损伤机制

寰枢关节半脱位多发于儿童，损伤机制与寰枢关节脱位相似。创伤性寰枢关节半脱位多由于头部遭受打击或撞击伤、运动伤和交通事故导致，通常损伤的暴力不大，有时轻度的扭转外力即可发生半脱位。寰枢关节半脱位包括旋转性寰枢关节半脱位这一特殊分型，若寰枢关节长时间不能恢复正常的解剖对位，导致韧带、关节囊在异常位置上发生挛缩就会形成旋转脱位及固定。Levine 和 Edward 指出，寰枢关节旋转性脱位很少发生于成年人，且发病机制与儿童不同，儿童发生寰枢关节半脱位多与病毒性疾病相关，成人多与交通事故相关，常并发单侧或双侧块部分骨折、旋转性寰枢关节半脱位。

二、分型

Fielding 分型：由 Fielding 在 1977 年提出"旋转固定"，并根据 X 线创立此分型，该分型包括寰枢关节脱位及半脱位（图 6-21）。

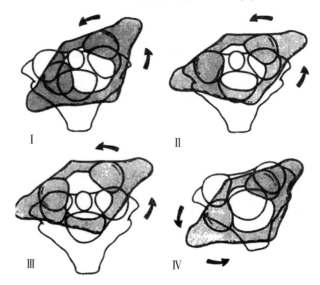

图 6-21　Fielding 分型

Ⅰ型：无前移位，以齿突为中心的旋转固定；Ⅱ型：前移位 3 ~ 5mm，以一侧侧块为中心的旋转固定；Ⅲ型：前移大于 5mm；Ⅳ型，后移位的旋转固定

Ⅰ型：寰椎无移位，寰齿间隙 < 3mm，横韧带完整。

Ⅱ型：旋转固定伴有寰椎向前移位 3 ~ 5mm，横韧带不完整，以寰椎完好的一侧关节为轴，另一侧块向前移动。

Ⅲ型：寰椎向前移位 > 5mm，横韧带及翼状韧带损伤，两侧块均向前半脱位。

Ⅳ型：寰椎后脱位，常伴齿状突损伤。

三、辅助检查

（一）X 线平片

临床上若常规颈椎开口位、动力位片无法判断寰枢关节半脱位，可采取颈椎左右旋转 15°开口位片或颈椎侧屈 15°开口位片等特殊体位，有助于帮助诊断。

（二）CT 表现

SCT 三维重建可清楚显示寰枢关节间隙及侧块位移情况，已逐渐成为评估寰枢关节损伤的首选。

（三）MRI 表现

如果怀疑横韧带、翼状韧带损伤或患者出现神经症状，必须行 MRI 检查。短时反转序列（STIR）能抑制组织中的脂肪信号，减少运动伪影，使韧带在急性期水肿、出血、断裂的高信号更加突出，在诊断韧带急性期损伤中具有优势。

四、诊断

寰枢关节半脱位的临床表现主要是特发性斜颈、颈部僵硬、头痛及活动受限，尤其以旋转功能受限最明显。斜颈特征为向一侧倾斜 20°并轻微屈曲。X 线片上见寰齿距离异常、齿突与两寰椎侧块距离不对称等。若 X 线片受体位限制，无法判断寰枢关节脱位情况或者为进一步明确移位情况，可以行 SCT 三维重建。对怀疑或确定横韧带、翼状韧带损伤或患者出现神经症状者，建议行 MRI 检查。

五、治疗

寰枢关节半脱位的治疗策略同样受患者的病因、病程、脱位程度、症状及影像学等的影响。

（一）保守治疗

对于急性期、Fielding Ⅰ 型和 Ⅱ 型患者首先考虑牵引复位，采用枕颌带持续牵引 1~2 周后，更换头颈胸支具或头颈胸石膏继续固定 2~3 个月。若枕颌带牵引力量不足以复位，可更换颅骨牵引。

（二）手术治疗

对于 Fielding Ⅲ 型和 Ⅳ 型脱位，复位后寰枢关节稳定性难以维持者，建议行手术。

1. 后路手术

（1）寰枢椎经关节螺钉固定术：Magerl 和 Seeman 描述经关节螺钉固定治疗

齿状突骨折的方法。此方法不仅用于治疗创伤性寰枢椎脱位，而且还用来处理包括炎症、感染、肿瘤、先天畸形及手术造成的寰枢椎脱位。该技术的缺点是学习曲线陡峭，且存在置钉错误导致椎动脉损伤等严重并发症的风险。

（2）后路椎弓根（侧块）钉棒/板内固定术：1994年，Goel和Laheri首次提出后路寰椎侧块螺钉技术，寰椎侧块螺钉经寰椎后弓下缘与寰椎侧块后缘的移行处直接沿寰椎侧块矢状轴置入，主要优势是内固定之前不要求寰枢椎复合体解剖对位，可用于椎动脉解剖变异病例，较经寰枢椎关节突螺钉固定也更加稳定。近年来，寰枢椎椎弓根钉棒系统在临床获得广泛应用，其具有进钉角度小、可直视下进行、操作较Magerl螺钉技术简单等优点。由于进钉点位于后弓后缘表面，可采用枢椎侧块作为定位标志，因此无须显露寰椎后弓下方、枢椎峡部上方及寰枢侧块关节后方静脉丛，因而使寰枢椎侧块关节后方神经血管丛得以保留，避免了对枢椎神经根和静脉丛的分离和损伤；其钉道长度也较后路寰椎侧块螺钉技术的钉道长，螺钉与骨接触界面较后者大，具有可靠的三维稳定性，固定更加牢靠。

（3）后路钢丝固定技术：主要包括Gallie固定融合术和Brooks固定术。前者可提供良好的屈伸稳定性，但旋转稳定性非常有限，且术中要求钢丝通过椎板下，操作过程中有损伤硬脊膜囊或脊髓的可能，寰枢椎后部结构骨折需行寰枢椎后路减压以及存在明显骨质疏松的患者不能使用该方法。Brooks固定术是将两块独立的自体髂骨植骨块置于寰枢椎之间，较Gallie固定术能提供更好的旋转稳定性，屈伸稳定性相当，其不足之处在于钢缆需要从两侧通过寰枢椎椎板下，增加了损伤硬脊膜囊或脊髓的可能性。目前上述两种钢丝固定术已很少单独使用，通常与其他方法联合运用。

2. 前路手术

（1）前路经寰枢关节突螺钉固定术：前路经寰枢关节螺钉内固定术中可直接观察寰枢椎的旋转与移位，螺钉由内向外的走行避免了穿入椎管、损伤脊髓的风险；前路减压与重建一次性完成，可减少手术次数，避免术中翻身造成脊髓损伤的可能。但需准确掌握螺钉进针点和进针角度，同时要求置钉前复位良好，如复位不佳则置钉困难。

（2）经口咽前路复位钢板固定技术：由于寰枢椎脱位常伴有寰枢椎间瘢痕或骨痂增生，即使予以足够松解，复位也仍有一定困难。尹庆水等发明经口寰枢椎复位内固定钢板（transoralatlantoaxial reduction plate，TARP）系统，该系统由中央设有开槽的蝶形钢板、固定在枢椎椎体上的临时复位螺钉以及特制的复位钳构成，三者配合使用即可实现寰椎的向上、向后复位。其螺钉孔配有万向锁定设计，枢椎螺钉可采用逆向椎弓根螺钉技术，从而获得与寰枢椎后路椎弓根钉棒系统大致相同的力学性能。与传统后路手术相比，TARP 技术具有一个切口、一个体位、一次性完成手术的治疗优势，对于难复型寰枢椎脱位疗效显著。

（3）经口咽前路减压技术：传统经口齿状突磨除术，即"前减压"手术的目的在于解除局部骨质结构及变性韧带、纤维结构对延髓和高颈段脊髓的压迫。手术可对压迫脊髓甚至延髓的齿状突直接切除减压，但此类手术是在一个污染的环境下完成的，术中鼻窦、内耳道的分泌物会迁移至术区，手术风险较大，术后可能出现构音障碍，严重者需气管切开。同时，由于寰椎前弓或寰椎与枢椎间的固定轴被磨除，关节稳定性变差。对于脱位严重的患者而言，椎管内空间相当狭小，若前路手术切除较大的致压物，尤其是在游离齿状突时，内侧韧带与硬脊膜相连可能造成脑脊液漏，甚至有脊髓损伤的风险。

（赵　刚）

第六节　寰椎骨折

一、流行病学和损伤机制

寰椎骨折约占上颈椎损伤的 26%，占颈椎损伤的 5.5% ~ 10.0%，占脊柱损伤的 1.3% ~ 2.0%。平均发病年龄为 30 岁。

Cooper 于 1823 年首先描述寰椎骨折，而 Jefferson 于 1920 年首先全面描述寰椎爆裂骨折，他认为寰椎骨折机制是暴力由颅骨向颈椎轴向传导所致，两侧块与前、后弓联结处相对薄弱，是常见的骨折部位。因此，以他的名字命名的 Jefferson 骨折又称寰椎前后弓骨折，由于头部受垂直暴力致使枕骨髁撞击寰椎侧块与前后弓交界处发生骨折。有学者认为，寰椎负荷后变形的过程强烈提示寰椎前弓和侧块交界处与后弓处存在扭力作用，出现骨折；颈椎后伸时寰椎后弓处产生矢状面的扭矩，使后弓相对于侧块在矢状面发生弯曲，出现骨折；寰椎侧块承受压力后，沿冠状面发生旋转，在寰椎前弓固定时，旋转的侧块与前弓出现扭矩，两者在冠状面上发生弯曲，出现骨折。

儿童寰椎骨折比较少见，骨折多发生在未融合的骨和软骨结合处。儿童寰椎骨折常常是由于轴向应力导致，轴向应力从枕骨通过两个寰椎侧块传递至寰椎导致寰椎骨折，骨折线往往出现在儿童寰椎最薄弱的地方。对寰椎侧块的分力导致横韧带和翼状韧带断裂，从而出现寰枢椎失稳的危险。

二、解剖特点

寰椎侧块呈外厚内薄的楔形，这种楔形结构将作用在侧块上的垂直压力转化为水平向外应力，导致寰椎骨折和移位。

三、分型

寰椎骨折分型对于明确损伤机制和选择正确的治疗方法具有重要意义，但目前尚无统一的分型标准，以下介绍几种分型方法。

（1）Jefferson 分型（图 6－22）：该分型最先由 Jefferson 提出，他将寰椎骨折分为 5 型。

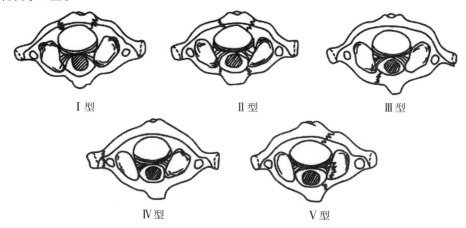

I 型　　　　　　　　　Ⅱ 型　　　　　　　　　Ⅲ 型

Ⅳ 型　　　　　　　　　　　V 型

图 6－22　I 型，寰椎后弓骨折；Ⅱ 型，寰椎爆裂骨折；Ⅲ 型，寰椎前弓骨折；Ⅳ型，横突骨折；V型，寰椎粉碎性或侧块骨折

（2）Levine 分型（图 6－23）：I 型，寰椎后弓骨折，由过伸和纵向暴力作用于枕髁和枢椎棘突之间，两者相互挤压导致骨折；Ⅱ 型，寰椎侧块骨折，多发生在寰椎关节面的前后部；Ⅲ 型，寰椎前弓和后弓双骨折，包括典型的 Jefferson 骨折（寰椎前后弓四部分骨折），多系单纯垂直暴力作用的结果。

（3）Landell 分型（图 6－24）：I 型，孤立的前弓或后弓骨折，骨折线不涉及侧块；Ⅱ 型，前后弓双骨折，包括典型的 Jefferson 骨折；Ⅲ 型，主要为侧块骨折，骨折线可延及前弓或后弓，但不是同时累及。

（4）横韧带损伤分型：横韧带完整性是影响寰椎骨折是否稳定的重要因素，故该分型意义重大。Dickman 等根据横韧带及骨性结构的损伤程度及范围将横韧带损伤分为两种类型：I 型，横韧带断裂，分为两个亚型，I a 型为韧带中间部断裂，I b 型为附着部断裂；Ⅱ 型，寰椎侧块粉碎性骨折或寰椎侧块内结节撕脱性骨折，而横韧带本身无断裂。

在上述分型系统中，横韧带完整对 Jefferson 骨折的治疗选择有一定的指导意义，推荐对于横韧带完整的患者进行保守治疗，对于横韧带断裂的患者进行融合手术。Levine 分型结合了骨折形态和损伤机制，相对最为常用，对治疗方案的选择也有一定的指导意义。但是无论如何，目前的分类系统中，没有任何一个分型系统能够包括所有类型的寰椎骨折，也没有任何一个分型系统能为所有患者做出确切的治疗选择和预后判断。

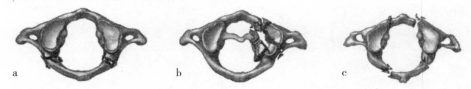

图 6 - 23 **a.** Ⅰ型，单纯后弓骨折；**b.** Ⅱ型，侧块粉碎性骨折；**c.** Ⅲ型，寰椎前后弓骨折

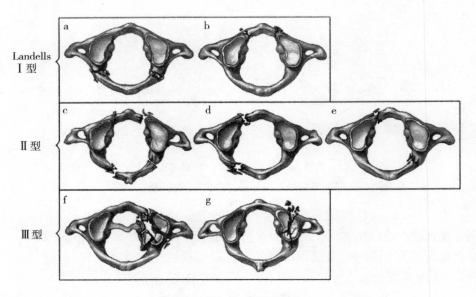

图 6 - 24 **Landell 分型**

图 a、b 分别为单纯寰椎后弓骨折骨折及寰椎前弓骨折，属于Ⅰ型；图 c ~ e 分别为寰椎爆裂性骨折（Jefferson 骨折），单侧半环骨折，前后弓不同侧骨折，属于Ⅱ型；图 f、g 分别为侧块粉碎性骨折及侧块线性骨折。c、f 为不稳定骨折，a、b、d、e、g 为稳定性骨折

四、辅助检查

（一）X 线检查

侧位片上寰齿前间隙（ADI）≤3.0mm 为正常；张口正位片寰枢两侧块移位距离（LMD）≤6.9mm 为正常（图 6-25），大于上述值则提示横韧带损伤。

（二）CT 检查

CT 是寰椎骨折最重要的诊断方法，可在 CT 层面上明确骨折类型并指导治疗，同时若 CT 显示寰椎侧块内缘撕脱性骨折，提示横韧带撕裂；平行寰椎后弓的薄层 CT 扫描可诊断隐匿寰椎骨折（图 6-26）。

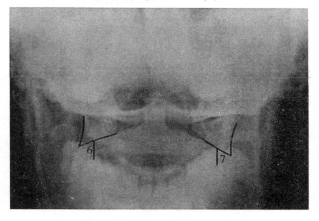

图 6-25　张口位片，LMD 异常

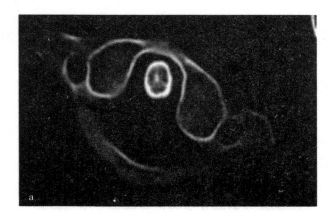

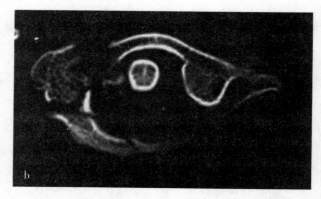

图 6-26　a. 单纯寰椎后弓骨折；b. 寰椎爆裂骨折，累及前后弓及侧块伴有横韧带损伤

（三）MRI 检查

MRI 可直接显示横韧带的损伤程度和部位，并早期观察到脊髓损伤的程度，为诊断和治疗提供依据（图 6-27）。

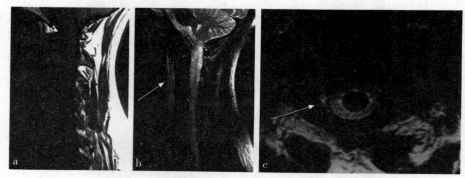

图 6-27　a、b. 图分别为 MRI T_1 及 T_2 像矢状位，T_2 可见寰椎椎前高信号影，提示寰椎骨折可能；c. 图为 MRI 轴位，可见横韧带附着点高信号影，提示横韧带断裂

五、诊断

患者常表现为颈部疼痛、僵硬，双手托住头部，限制颈部活动。如第 2 颈神经（枕大神经）受累时，患者感觉枕部疼痛、颈肌痉挛、颈部活动受限；如侧块移位导致椎动脉损伤会导致脑缺血性意识障碍；若伴脊髓损伤，可有运动感觉丧失；损伤严重者可致瘫痪甚至立即死亡。临床诊断仍需结合影像学检查，CT 检查是诊断寰枢骨折的首选。

六、治疗

稳定的寰椎骨折推荐采取保守治疗，不稳定的寰椎骨折是否采取手术及采取何种手术方法尚存在一定的争议。寰椎骨折的治疗目的是尽量使寰椎骨折复位，达到骨性愈合，维持枕 - 寰 - 枢的稳定性，防止神经损伤及并发症的发生。所以寰椎骨折采用非手术或手术治疗取决于寰椎骨折的稳定性，而横韧带的完整是影响寰椎骨折稳定性的重要因素，故建议采用骨折分型结合横韧带损伤分型指导以下治疗方案。同时，郝定均等在 2015 年 CAOS 寰椎骨折指南提出，对于横韧带无断裂的寰椎骨折，均可保守治疗；对于横韧带断裂的不稳定性寰椎骨折可采取保守或手术治疗。

（一）保守治疗

（1）适应证：适用于横韧带完整的所有类型寰椎骨折。

（2）常见保守治疗方法：持续颈椎牵引、头颈胸石膏固定、头颈支具（费城颈围）、Halo 支架等。根据指南，对于稳定性寰椎骨折，包括后弓骨折及前弓单出骨折，可以直接使用硬颈围固定 10 ~ 12 周。对于不伴有横韧带损伤的不稳定性寰椎骨折，首先判断骨折是否移位，若骨折移位需要进行牵引复位，常用牵引方法为颅骨牵引或者 Halo 支架固定后牵引（Halo 支架除制动作用外，还具有牵引功能，通过轴向牵引在一定程度上可实现对 C_1 侧块分离移位的复位，但很难维持持久稳定的复位，当患者直立负重后，常发生复位的丢失，甚至可能使最初的侧块脱位再次发生，导致寰椎骨不连或者畸形愈合），牵引时间为 3 周，重量为 2 ~ 5kg，牵引结束后再使用硬颈围或 Halo 支架固定 8 ~ 10 周，直至骨性愈合；若骨折无移位可直接使用硬颈围或 Halo 支架固定 10 ~ 12 周。对伴有横韧带断裂的不稳定性骨折也可以行保守治疗，若骨折不愈合可再行融合手术或者直接手术复位固定。以下分享一例 Levine Ⅲ 型患者保守治疗成功案例（图 6 - 28）。

所有保守治疗可能导致 C_1 骨不连，难以保证维持 C_0 ~ C_2 的良好序列，导致晚期的 C_1 ~ C_2 畸形，残留慢性颈痛等并发症。保守治疗失败患者可再行寰枢融合术加强上颈椎稳定性。

（二）手术治疗

手术治疗能够即刻矫正骨折脱位导致的畸形，解除脊髓和神经根的压迫，重建寰枢椎的稳定性，避免迟发性颈脊髓、神经损伤。对于不稳定性寰椎骨折、并发横韧带损伤或者其他骨折患者需要早期手术。传统的手术方式包括寰椎单椎节复位固定术、寰枢椎固定融合术和枕颈融合术。

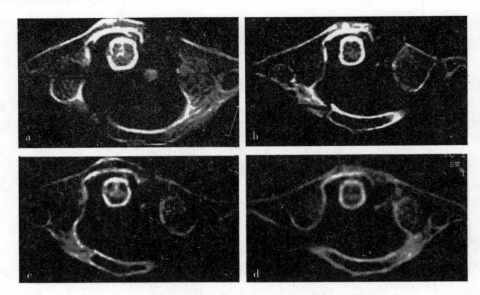

图 6 - 28　LevineⅢ型患者行 Halo 支架固定术后愈合情况

a. 伤后骨折移位情况；b. 牵引 3 周后，骨折部分复位；c. 固定 12 周后，寰椎后弓已骨性愈合；d. 固定 24 周后，前后弓骨折均骨性愈合

1. 寰椎单椎节复位固定术

（1）适应证：寰椎前弓加后弓骨折，侧块劈裂骨折。

（2）前路单椎节复位固定术：首先常规进行术前牵引及口腔护理。患者取仰卧位，消毒铺巾，通过口腔撑开器显露口咽部，用丝线将悬雍垂悬吊拉向一侧。沿中线纵行切开咽后壁 3～4cm，将头长肌、颈长肌向两侧牵开，显露寰椎前结节、两侧前弓、两侧侧块及骨折端。用刮匙和髓核钳清除骨折端周围血肿及肉芽组织。用高速磨钻处理寰椎前结节周围的骨皮质。选用 4 孔、长 45mm 的重建钢板塑成向前凸起的弧形。进钉点位于两侧侧块前表面的中心点，前结节旁 4～5mm，在钢板两侧的螺钉孔沿寰椎侧块的长轴方向钻孔，向后外侧偏斜 10°～15°，进针深度不超过后方的椎动脉沟，以免损伤后面的椎动脉。攻丝后选用 2 枚直径为 3.5mm、长为 20mm 的螺钉将钢板固定在寰椎两侧的侧块上，使分离侧块直接复位固定，拧紧螺钉使寰椎和钢板成为一个整体（图 6 - 29）。

　　针对寰椎骨折单节段内固定器械选择，除了传统解剖钢板外，尹庆水等自主研发 JERP 钢板，在不稳定性寰椎骨折上也有较广泛的运用（图 6 - 30）。

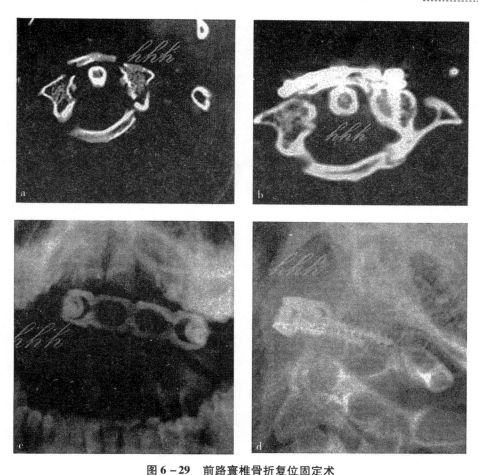

图 6 - 29　前路寰椎骨折复位固定术

a. 典型 Jefferson 骨折 CT 横断面；b. 前路钢板固定术后 CT 横断面；c、d. 术后开口位片及侧位片

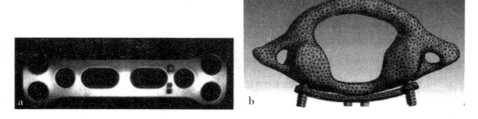

图 6 - 30　JERP 前路钢板示意图（引用自尹庆水）

（3）后路单椎节复位固定术：气管插管全身麻醉后，在颅骨牵引下取俯卧位，将头端抬高 20°~25°，使寰枕关节处于屈曲位。自枕骨粗隆至 C_2 棘突做后

正中切口。切开皮下与项韧带。骨膜下剥离显露寰椎椎板与寰椎两侧侧块关节。对于寰椎后弓厚度大于4.5mm的患者，选择寰椎后弓旁开中线20mm与后弓下缘上2~3mm的交点作为进针点。用神经剥离子分离和探测C_1的侧块内侧缘和后弓下方侧块的背侧。确定这两个骨性结构后，在进钉点用磨钻磨去少许皮质，用手锥（限深）由此钻入，手锥方向为保持内倾10°~15°，头倾5°~10°，深度26~30mm，选择长度适当的螺钉拧入，安装连接棒，然后通过双侧螺钉加压使分离的侧块有效复位（图6-31）。

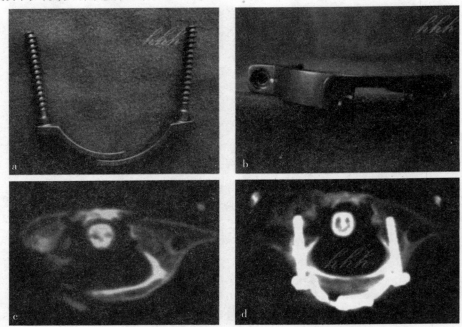

图6-31　a、b. 后路钢板的正侧面示意图；c. LevineⅢ型骨折术前CT横断面；
d. 后路钢板固定术后CT横断面，骨折复位良好

（4）手术并发症：前路经口咽进行单节段固定，该手术区域毗邻椎动脉、脊髓及硬脊膜、咽升动脉等结构，在钝性分离咽后壁时，需保护好颈血管鞘及咽升动脉，避免造成血管损伤。经椎弓根后路单节段固定时，必须显露到侧块关节后方，周围存在丰富的静脉丛，容易引起术区广泛性出血，且止血困难，增加手术难度。虽然寰椎单节段固定有利于复位及骨折端加压，同时可最大限度保留枕—寰—枢关节的活动度，但是如果寰椎侧块骨折移位严重，术后容易并发创伤性关节炎，残留颈部疼痛。

2. 寰枢椎融合固定术　寰枢椎融合术是目前治疗寰椎骨折最常用的手术方式，指南建议颈椎制动不愈合或不宜行寰椎单椎节固定术的患者可采取寰枢椎融合固定术。寰枢椎固定融合的主要技术包括钢丝或钛缆固定技术、椎板夹技术、经关节螺钉固定技术、寰枢椎侧块螺钉技术（图6-32）。寰枢椎融合术主要适合：①寰椎骨折并发横韧带 I 型损伤；②寰椎骨折并发齿状突骨折或Hangman骨折；③寰椎骨折并发神经损伤；④潜在寰枢椎不稳的骨折。但是对寰椎骨折双侧块粉碎骨折无法置钉或伴有寰枕关节不稳的患者无法使用该手术方法。

寰枢椎融合固定术也存在不足：①造成 $C_1 \sim C_2$ 旋转功能丧失；②某些复杂骨折（如伴随寰椎后弓单、双侧骨折）无法实现坚强固定；③难以对寰椎骨折进行复位，因此往往导致寰椎固定在非正常的位置，影响 $C_0 \sim C_1$ 关节的功能。

3. 枕颈融合术　枕颈融合术虽然能够恢复 $C_0 \sim C_2$ 的序列，重建枕寰枢的稳定性，但是牺牲了颈椎大部分运动功能，严重影响患者生活质量，目前枕颈融合术仅建议对无法复位的陈旧性骨折、C_1 侧块粉碎性骨折无法置钉、寰枕关节严重破坏的患者采用。

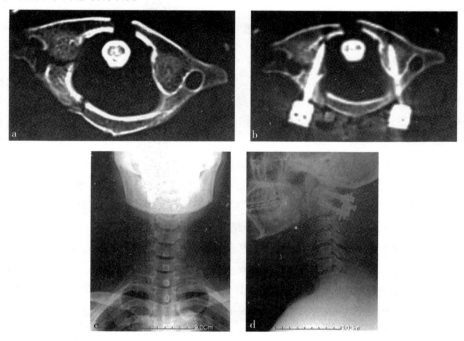

图6-32　寰椎前后弓伴侧块骨折
a、b. CT横断面术前、术后层面；c、d. 术后X线正位片、侧位片

（赵　刚）

第七章 枢椎骨折脱位

第一节 枢椎齿状突骨折

枢椎齿状突骨折是一种累及寰枢椎区域稳定性的严重损伤，由于局部解剖学上的特殊性，其不愈合率较高，由于损伤后不稳定因素持续存在，可能导致急性或迟发性颈脊髓压迫并危及生命。

一、流行病学及损伤机制

齿状突骨折占所有枢椎骨折的 50% ~ 60%，占所有急性颈椎骨折的 8% ~ 15%。Anderson – D'Alonzo 分型中 II 型骨折最为常见，在所有齿状突骨折中占 37% ~ 83%。约34% 的齿状突骨折并发其他脊柱损伤，其他脊柱损伤中85% 是颈椎损伤，20% 是寰椎损伤。20% 的齿状突骨折患者并发头部损伤和枢椎所有亚型的骨折。

齿状突骨折涉及多种不同的损伤机制。尸体标本研究显示，前、后水平方向的外力主要引起韧带结构的破坏，而水平剪切加轴向压缩暴力是造成齿状突骨折主要因素。造成齿状突骨折不同类型的载荷从大到小依次为：水平剪切加轴向压缩，与矢状面呈 45°的前、后方的打击，侧方打击。

进一步的生物力学研究证实，侧方或斜侧方载荷导致 Anderson – D'Alonzo II 型齿状突骨折，而过伸暴力导致 Anderson – D'Alonzo III 型齿状突骨折。林斌等对造成齿状突骨折应力的三维有限元模型分析显示，在齿状突矢状面上，前部载荷容易导致齿状突腰部发生断裂，形成 Anderson – D'Alonzo II 型骨折，也可能导致齿状突基底部发生断裂，形成 Anderson – D'Alonzo III 型骨折；后部载荷更容易导致基底部断裂，形成 Anderson – D'Alonzo III 型骨折。

此外，齿状突骨折也可发生在屈曲型损伤产生向前移位时，在这个类似铡刀的机制中，完整的横韧带足以传递足够的能量，引起齿状突骨折和向前移位（图 7 – 1）。在多种暴力的联合作用中，扭转暴力的存在使齿状突易于发生骨折，其机制有以下 3 点。①在旋转时，翼状韧带处于极度牵张状态；②在旋转时，韧带和肌肉均处于紧张状态，小关节突关节咬合紧密，其他平面的损伤被减到最小；③受旋转暴力时，该部位所承受的载荷也最大。

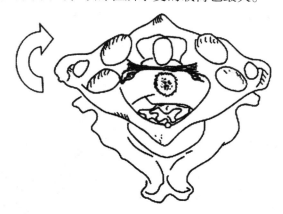

图7-1　头部受到顺时针旋转暴力，横韧带会以右侧寰枢关节为支点向前切割齿状突引起齿状突骨折

总之，齿状突骨折的机制复杂，屈曲、伸展、侧屈以及旋转暴力都涉及其中，通过分析骨折类型、骨折移位及头面部附属伤之间的关系，常可推断出其损伤机制。

二、解剖特点

多数人的齿状突呈锥形，位于枢椎体上方而略向后倾，与寰椎前弓和横韧带组成轴向旋转关节。齿状突及其附着韧带是连接枕骨－寰椎－枢椎的重要解剖结构，而齿状突作为寰枢椎复合体的骨性中轴，是维持局部稳定最为重要的结构，齿状突骨折将直接导致局部的解剖及生理功能破坏，形成寰枢椎不稳。

研究表明，齿状突和枢椎体来自不同的骨化中心，齿状突来自寰椎椎体，而枢椎椎体来自枢椎生骨节，幼年时在它们之间存在结合软骨，通常3～6岁时齿突和枢椎体融合，少数可晚至11岁。中国人齿状突高度为 4.7 ± 1.9mm（10.9～21.7mm），齿突基底部前后径为 10.5 ± 1.1mm（8.6～12.9mm），齿状突基底部横径为 8.3 ± 0.6mm（7.7～12.0mm），齿状突后倾角为 10.3° ± 3.5°（0°～22°）。齿状突基底部较细，骨皮质较薄，松质骨疏松，是齿状突的薄弱部位，易发生骨折。

三、分型

齿状突骨折的分型对于明确损伤机制及治疗具有重要意义。目前分型方法有 Schatzker 分型、Althoff 分型及 Anderson－D'Alonzo 分型。其中 Anderson－

D'Alonzo 分型最常用。

1. Schatzker 分型 (1971) 齿状突骨折最早被分为齿状突基底部骨折和齿状突骨折两类, Schatzker 等根据骨折线位于翼状韧带上方或下方将齿状突骨折分为两型 (图 7 - 2)。

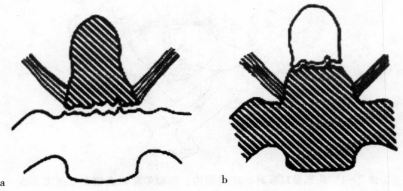

图 7 - 2 齿状突骨折 Schatzker 分型

a. Schatzker 分型 Ⅰ 型, 骨折线位于翼状韧带下方; b. Schatzker 分型 Ⅱ 型, 骨折线位于翼状韧带上方

2. Anderso - D'Alonzo 分型 (1974)   目前, 多采用 Anderson - D'Alonzo 分类, 即根据骨折部位分成 3 型 (图 7 - 3)。

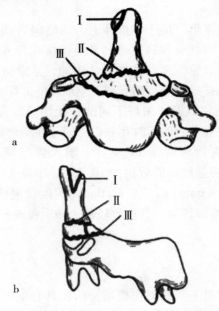

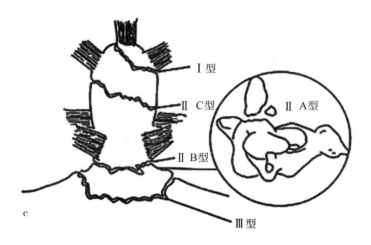

图 7-3 齿状突骨折 Anderson-D'Alonzo 分型
a. 分型正面观；b. 分型侧面观；c. Ⅱ型齿状突骨折亚型

Ⅰ型：齿状突尖端翼状韧带附着部的斜行骨折，约占4%。

Ⅱ型：齿状突与枢椎椎体连接处的骨折，占65%。

Ⅲ型：枢椎体部骨折，这一部分相当于胚胎时期前寰椎与尾侧体节融合处，占31%。

其中Ⅱ型齿状突骨折又分有3个亚型，即Ⅱa型齿状突骨折，齿状突基底部骨折，骨折端后下方有一较大的游离骨块，为不稳定骨折，单纯支具治疗容易发生骨不连；Ⅱb型齿状突骨折，单纯齿状突基底部骨折；Ⅱc型齿状突骨折，骨折线至少一侧位于翼状韧带的上方。

3. Althoff 分型（1979） Althoff 等提出一种分类方式：A 型，骨折线经过齿状突颈部；B 型，骨折线经过 C_2 椎体上部；C 型，骨折线经过 C_2 椎体，并累及单侧 C_2 上关节面的内侧；D 型，损伤累及 C_2 双侧上关节突（图 7-4）。

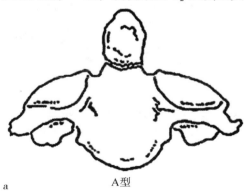

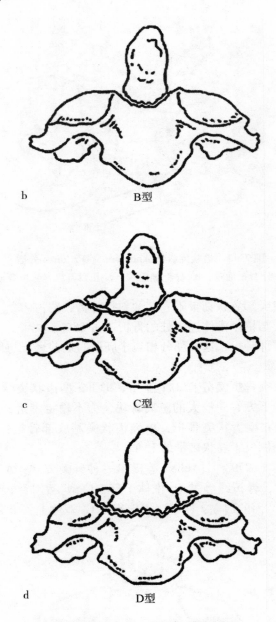

b　　　　　　　　B型

c　　　　　　　　C型

d　　　　　　　　D型

图 7 - 4　齿状突骨折 Althoff 分型

a. Althoff 分 型 A 型；b. Althoff 分 型 B 型；c. Althoff 分 型 C 型；
d. Althoff 分型 D 型

四、辅助检查

（一）X 线检查

影像学是诊断齿状突骨折的主要依据，除拍摄正常的颈椎正侧位及张口位片之外，如情况允许，还可在医师指导下拍摄过伸及过屈位 X 线片，一般可明确齿状突骨折类型、部位及是否并发脱位等（图 7 - 5）。

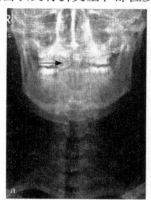
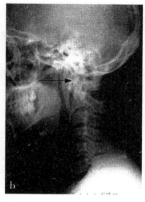
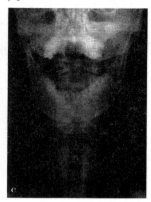
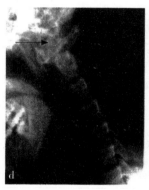
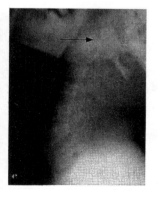

图 7 - 5　齿状突骨折 X 线表现

a. 颈椎正位片；b. 颈椎侧位片；c. 颈椎张口位片显示齿状突骨折及其骨折类型；d、e. 颈椎过屈、过伸位片显示并发寰枢关节不稳

（二）CT 检查

目前 CT 已经成为临床诊断及分型齿状突骨折的最有效方法。对临床上可疑的病例必须常规行 CT 检查，以明确诊断。CT 检查可明确齿状突骨折部位、类型、骨折线是否累及椎动脉孔及是否存在游离齿状突（图 7 - 6）。

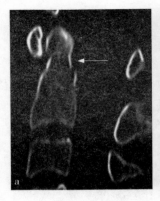
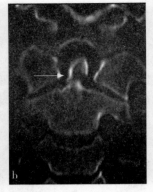
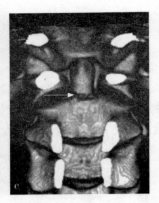

图7-6 齿状突骨折 CT 表现

a、b. 显示骨折的类型、骨折线的走行及骨折线与齿状突的角度；c. 齿状突骨折三维重建

（三）MRI 检查

磁共振检查可以明确齿状突骨折是否伴有横韧带损伤、脊髓损伤及后方韧带复合体损伤等（图7-7）。

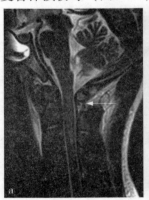
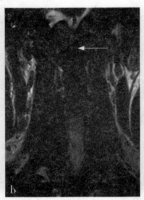
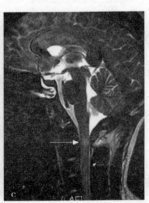

图7-7 齿状突骨折 MRI 表现

a. 后方韧带复合体损伤；b. 齿状突骨折；c. 齿状突骨折并有脊髓信号改变

五、诊断

枕部和颈后疼痛是最常见的临床症状，并常有枕大神经分布区域的放射痛。颈部僵硬呈强迫体位，典型的体征是患者用手扶持头部以缓解疼痛。15% ~ 33%的患者有神经系统症状，其中以不全瘫和神经痛最为常见。症状的轻重视骨折移位压迫脊髓的程度和部位而定，严重者可发生呼吸骤停，多见于老年人，

常当场死亡。齿状突陈旧性骨折的临床表现较为隐匿，因外伤史有时不明显。

临床上齿状突骨折需依靠明确外伤史，枕颈部疼痛、压痛和旋转活动受限，伴或不伴四肢的感觉、运动障碍等临床表现以及影像学检查来确诊。

六、治疗

齿状突骨折的治疗需要结合骨折的分型、寰枢椎的稳定性、是否并发脊髓损伤、是否并发横韧带损伤、是否陈旧性骨折及患者的全身状况综合考虑。

（一）保守治疗

适应证：单纯 Anderson Ⅰ 型、Anderson Ⅲ 型，其他原因导致无法耐受手术治疗者以及儿童齿状突骨折。Anderson Ⅱ 型齿状突骨折保守治疗的不愈合率可高达 20% ~78%，是否采取保守治疗需根据临床实际情况确定。

保守治疗的方法主要有颅骨牵引或枕颌带牵引（6~8 周）、头颈胸石膏外固定或 Halo - Vest 支架固定（10~12 周）等。保守治疗的缺陷在于牵引治疗时患者需长期卧床，并发症较多，以及行头颈胸石膏外固定、Halo - Vest 支架固定时部分患者难以忍受长期外固定带来的生活不便，且固定效果不确切、治疗周期较长，患者治疗的依从性较差，目前临床报道不愈合率较高（图 7 - 8）。

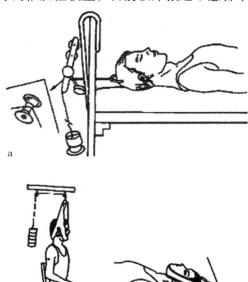

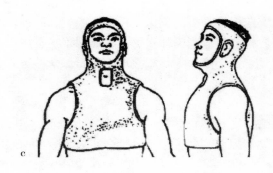

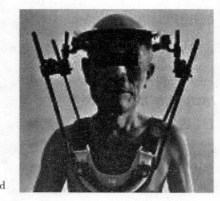

图 7 – 8　齿状突骨折保守治疗

a. 颅骨牵引示意图；b. 颌枕带牵引示意图；c. 头颈胸石膏示意图；
d. Halo – Vest 支架示意图

（二）手术治疗

对于 Anderson Ⅱ型齿状突骨折、不稳定的 Anderson Ⅲ型齿状突骨折、延误治疗大于 3 周的陈旧性 Anderson Ⅲ型骨折、有神经症状的齿状突骨折、年龄大于 50 岁、非手术方法不能维持骨折稳定的患者采取手术治疗。

1. 前路手术

（1）齿状突中空螺钉内固定术适应证：经齿状突腰部横行骨折（Anderson Ⅱ型）及经齿状突基底部横行骨折（Anderson Ⅲ型）。

禁忌证：①病程 > 3 个月的陈旧性齿状突骨折未愈合，特别是已形成假关节者；②横韧带断裂者，中空螺钉固定后也无法有效恢复寰枢椎的稳定性；③Anderson ⅡC 型骨折或粉碎性骨折患者，中空螺钉会加大骨折断端的移位；④严重的骨质疏松患者；⑤并发不稳定的 Jefferson 骨折患者；⑥桶状胸、短颈、脊柱侧凸畸形、颈椎强直患者术中操作困难；⑦年龄较小及齿状突较小患者。

手术方法：采用气管插管全身麻醉。患者取仰卧位，双肩下垫软枕，颈下垫包海绵的木垫，头下垫头圈，使颈部呈自然向后伸位，颈部两侧可用沙袋固定，防止向两边歪斜。切口在胸锁乳突肌上部内侧，甲状软骨水平处横斜行向颈前中线，切口长 6~7cm。切开皮肤、皮下组织，显露并横行切开颈阔肌，在其深面向上下潜行剥离，显露甲状腺上动脉和喉上神经并加以保护。在甲状腺前肌和胸锁乳突肌之间隙做钝性分离，将颈动脉鞘和胸锁乳突肌牵向外侧，甲状腺前肌和甲状腺及喉头向内侧牵开，显露椎前筋膜，剪开椎前筋膜即可暴露 C_2 ~ C_3 椎体及椎间盘。用小骨凿在 C_3 椎体上缘向上凿一斜行凹槽，直视下将导针钻入 C_2 下缘 1cm，在透视下确认，后倾 15° 后透视下缓慢将导针钻至齿突尖。空心钻钻孔，测深，选择长度合适的空心钉拧入，螺钉拧入后再次透视确认螺钉位置良好，伤口放置引流管，逐层缝合皮下皮肤，术后常规使用抗生素，颈围保护 3 个月。

（2）改良通道下前路齿状突中空螺钉内固定术：适应证及禁忌证同前路齿状突中空螺钉内固定术。

林斌等率先通过通道进行齿状突螺钉内固定术，此方法的优点在于创伤小、出血少、患者恢复快；与经皮齿状突螺钉相比较，通道下具有直视下操作、操作方便、减少术中的放射暴露次数、缩短手术时间及副损伤少的优点。

手术方法：经鼻腔插管全身麻醉，患者取仰卧位，颈过伸，下颌抬高，口腔张开，口中塞入绷带卷保持张口，床边 C 臂 X 线机透视复位满意后开始手术。在甲状软骨上缘右侧做一长 1.8 ~ 2.0cm 的小切口，切开皮肤、皮下及颈阔肌后，示指钝性将食管、气管推向左侧后逐步扩张置入工作通道，置入通道后可直视下看到椎前筋膜及双侧颈长肌，如果镜下仍有软组织，忌用电烙烧灼，可用钝性神经剥离子或拉钩将其从工作通道中推开，以防损伤食管及血管，工作通道建立后透视定位找到 C_2 ~ C_3 间隙，用小骨凿在 C_3 椎体上缘向上凿一斜行凹槽，透视下将导针钻至 C_2 椎体下缘后，再次透视确认，后倾 15° 后透视下缓慢将导针钻至齿突尖。空心钻钻孔，测深，选择长度合适的空心钉拧入，螺钉拧入后再次透视确认螺钉位置良好，撤除工作通道，伤口放置引流管，术后常规使用抗生素，颈围保护 3 个月（图 7-9）。

林斌等通过 Ⅱ 型齿状突骨折螺钉固定的三维有限元分析发现，为了提高骨折端的稳定性，固定螺钉尾部的位置应该尽量靠近齿状突上骨折段的前部，即螺钉轴线与齿状突轴线所呈的角度越小，骨折端越稳定。屈曲型骨折螺钉内固定术后受到后向前作用力时较后伸型骨折更容易发生移位；后伸型骨折螺钉内固定术后受到前向后作用力时较屈曲型骨折更容易发生移位。

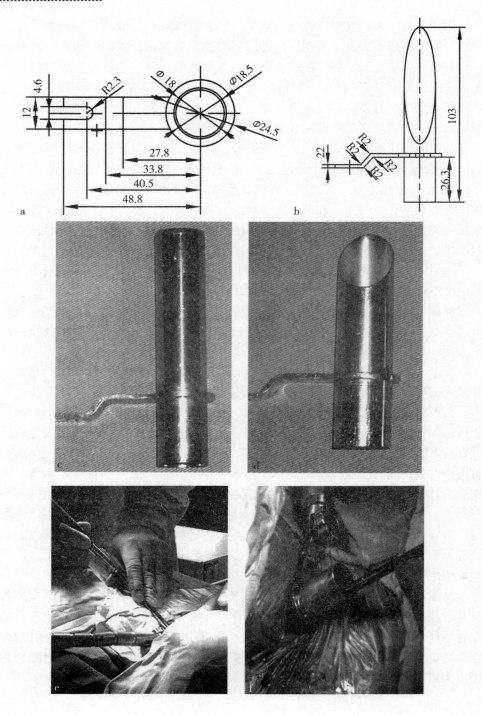

a

b

e

d

e

f

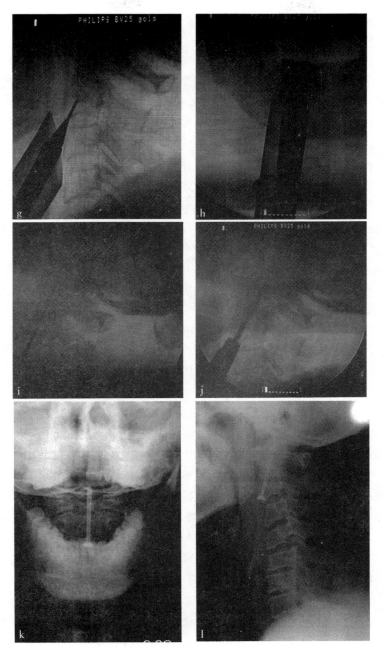

图7－9 林斌改良微创通道的设计及使用

a～d. 通道的设计及实物；e～j. 通道在齿状突骨折手术中的使用；
k、l. 经通道齿状突螺钉术后复查齿状突恢复良好

（3）经皮前路齿状突螺钉内固定术：适应证及禁忌证同前路齿状突中空螺钉内固定术。

手术步骤：经鼻气管插管麻醉或局部神经阻滞麻醉，患者取仰卧位。颅骨钉牵引，肩部垫薄枕使头稍后伸。在 C 臂 X 线机监测下，通过牵引复位使齿状突处于解剖位，固定头部。在 $C_4 \sim C_5$ 水平右胸锁乳突肌内侧缘，用尖刀片切开皮肤 5mm，用直止血钳钝性分离皮下及深部组织，直达 C_4、C_5 椎体前外侧缘。在 C 臂 X 线机监测下，将连接 10mm 针筒的中空穿刺针沿颈动脉内侧间隙插入，边插边回抽针筒，如未见回血，则去掉针筒。通过穿刺针内孔送入直径为 1.2mm 的定位克氏针，退出穿刺针。沿定位克氏针送入中空扩大管，扩大管在颈动脉鞘内侧缘上下滑动，分离组织并逐渐深入，在 C 臂 X 线机监测下到达枢椎下缘，使其正位居中、侧位居齿突轴心线上。用电钻将定位克氏针打入齿状突，沿扩大管送入中空保护套管，退出扩大管。用外径 3mm 的中空钻头扩大螺钉钉道后，在保护套管内将直径 3.5mm 的中空松质骨加压螺钉通过定位克氏针拧入齿状突。经正侧位 X 线透视或摄片确认螺钉位置良好后，退出定位克氏针及保护套管（图 7 - 10）。

手术优缺点：经皮前路齿状突螺钉内固定治疗相对于前路开放性手术治疗具有创伤小、恢复快、效果明显等优点，但手术操作难度大，术前需周密评估，术中需仔细操作。术中的反复透视增加医患辐射暴露量，术中也可能因为反复穿刺损伤穿刺点周围重要组织。

（4）前路经枢椎椎体寰椎侧块螺钉固定技术适应证：陈旧性齿状突骨折并发寰枢椎脱位或是不稳，需前路复位固定融合的患者。

前路经枢椎椎体寰椎侧块螺钉内固定技术治疗寰枢关节不稳的手术治疗方法有不少病例报道。该术式是在 Magerl 技术上的一种创新，减少了对脊髓或椎动脉的损伤，对有椎动脉变异的患者更是提高了手术治疗的安全性。前路经枢椎体寰椎侧块螺钉内固定技术特别适合寰枢椎呈屈曲不稳定的患者。相对于 Magerl 技术而言，前路经枢椎椎体寰椎侧块螺钉内固定技术的螺钉在枢椎椎体和寰椎侧块中由内向外方向走行，可避免向内穿入椎管损伤脊髓，而且在置钉过程中由于与椎动脉相距较远，降低了损伤椎动脉的发生率（图 7 - 11）。

2. 后路手术

（1）寰枢椎椎弓根钉内固定术适应证：齿状突骨折伴寰枢关节脱位、齿状突骨折向后脱位、陈旧性齿状突骨折、齿状突骨折并发轻度移位的 Jefferson 骨折及其他不适合前路手术的骨折。

禁忌证：齿状突骨折并发重度移位的 Jefferson 骨折、寰椎侧块爆裂性骨折、寰椎矢状面骨折、枕骨髁骨折及寰枢椎钉道严重破坏或畸形的患者。

手术方式：见第八章第 4 节（图 7 – 12）。

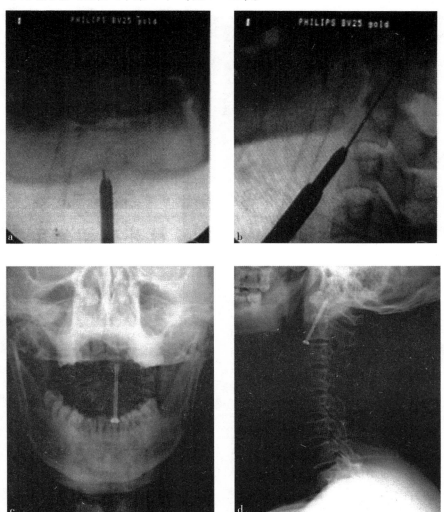

图 7 – 10　齿状突骨折前路经皮齿状突螺钉内固定治疗。**a、b.** 术中扩大套管透视位置；**c、d.** 术后正侧位 **X** 线片显示螺钉位置良好

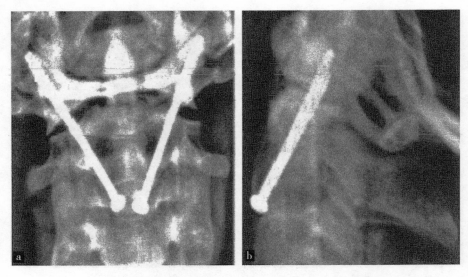

图 7 – 11　**a.** 术后复查 X 线正位片螺钉固定位置正常；**b.** 术后寰枢椎固定位置良好

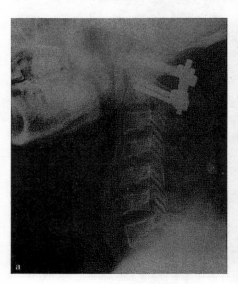

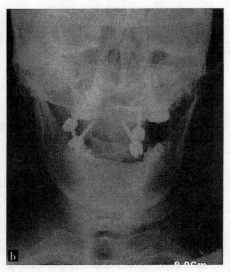

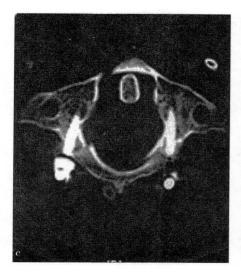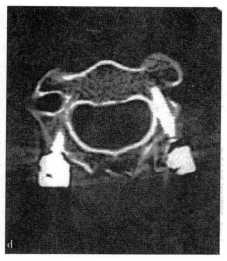

图 7 – 12　后路寰枢椎椎弓根钉内固定术

a、b. 术后复查 X 线寰枢椎稳定，复位良好；c、d. 术后复查 CT 寰椎及枢椎椎弓根钉位置良好

　　手术优点：仅需行寰枢椎的坚强固定，保留了枕寰和 C_2、C_3 的关节功能，最大限度地保留颈椎的运动功能单位；无须暴露骨折端即可达到齿状突骨折解剖复位；加压固定牢靠；不破坏关节，不累及邻近椎体，术后功能恢复良好；术后无须长期卧床或外固定；而且术中创伤小，出血少，副损伤小。

　　局限性：后路寰枢椎椎弓根螺钉固定将寰枢椎融合，丧失了寰枢椎的旋转功能，对术后患者颈椎的旋转活动功能有明显影响，且有损伤椎动脉的可能，且显露过程中较易出现难以控制的静脉丛出血而使手术无法完成，手术在俯卧位操作，术中可能因患者目艮球受压导致术后出现视力损害。

　　（2）经椎板寰枢椎固定技术：适应证、禁忌证同寰枢椎椎弓根钉内固定术。

　　手术方式：全身麻醉，取俯卧位。颅骨牵引维持头颈的稳定并协助复位，C 臂 X 线透视侧位观察寰枢椎的位置，颈椎稍前屈避免寰椎过度前移损伤脊髓。做枕颈后正中纵向切口，显露出寰枢椎椎弓，注意尽量避免咬除 C_2 棘突，以免术后 C_2、C_3 不稳定。神经剥离子沿寰椎后弓下缘向外分离，显露寰椎椎弓根和侧块内壁，在对应侧块中心点用磨钻开口，手锥经寰椎椎弓根向侧块钻入，一般深度为 24 ～ 28mm。侧位透视位置满意后置入直径 3.5mm 长度合适的多轴椎弓根钉。用磨钻在枢椎进钉点的骨皮质处磨出一个孔洞，用较细的手锥向对侧的枢椎板髓腔内钻入，锥尖尽量贴近浅层皮质并与椎板皮质平行。用圆球头探子探查孔道底部未穿破深层骨皮质，证明钉道全程可用。将直径 3.5mm、长度

24mm 的多轴螺钉拧入。对侧以同样方式置钉。放置引流后逐层关闭切口（图 7－13）。

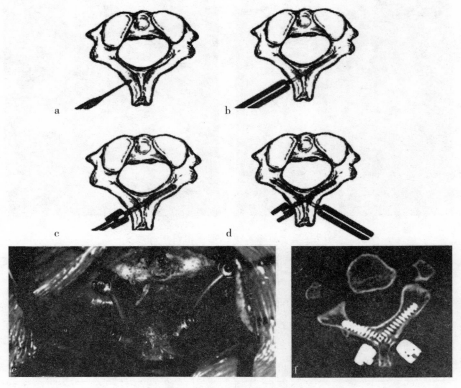

图 7－13 后路经椎板寰枢椎固定技术

a～d. 枢椎椎板钉进钉示意图；e. 术中寰椎侧块螺钉联合枢椎椎板钉图；f. 术后复查 CT 显示螺钉固定在位

手术优点：王芳等认为该技术在生物力学稳定性方面与寰枢椎椎弓根钉固定没有区别，且无损伤椎动脉的风险。与其他形式的手术相比，操作比较简单，安全性高，通常作为寰枢椎椎弓根钉置钉困难或失败的补救固定措施。

（3）后路寰椎侧块螺钉联合枢椎椎弓根螺钉内固定术。

（4）后路跨关节螺钉内固定术（Magerl 技术）适应证：寰枢关节脱位伴枢椎椎弓根严重破坏或寰枢关节面粉碎性骨折患者。

禁忌证：枢椎侧块被破坏、因关节炎所致的寰椎脱位、寰椎后弓不完整或关节突阙如的患者，且置钉时要求颈部屈曲，因此不适合短颈、颈椎屈曲受限及 C_1、C_2 复位不良的患者。

Magerl 技术中螺钉经枢椎椎弓峡进入寰椎侧块，经寰枢侧块关节螺钉固定，其固定效果确切，可明显对抗寰枢椎不稳定引起的平移和旋转。

手术优点：由于螺钉不经过椎管，降低了脊髓损伤的可能性。多项生物力学试验结果证实，其固定效果明显优于寰枢椎后路钢丝固定＋植骨融合技术和椎板夹技术，其骨性融合率接近100%。

局限性：解剖学研究发现，10%～23%的患者存在椎动脉变异，行Magerl螺钉固定时存在较高的椎动脉损伤风险。同时由于Magerl技术要求的进钉角度过大，术前要求解剖复位，手术操作难度较大，且一定要在X线下进行，临床操作难度较大。

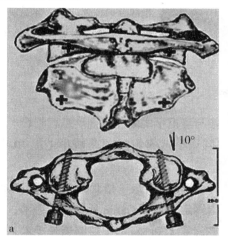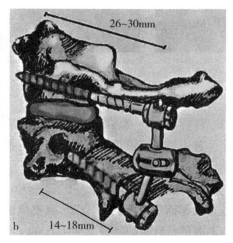

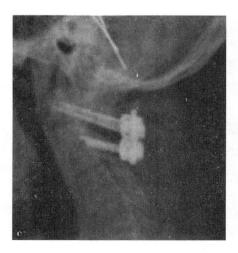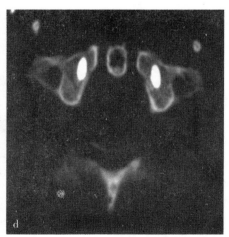

图7-14 后路寰椎侧块螺钉联合枢椎椎弓根螺钉内固定术

a、b. 寰椎侧块螺钉与枢椎椎弓根钉进钉角度；c、d. 寰椎侧块螺钉联合枢椎椎弓根螺钉内固定术术后螺钉位置良好，寰枢椎稳定性恢复

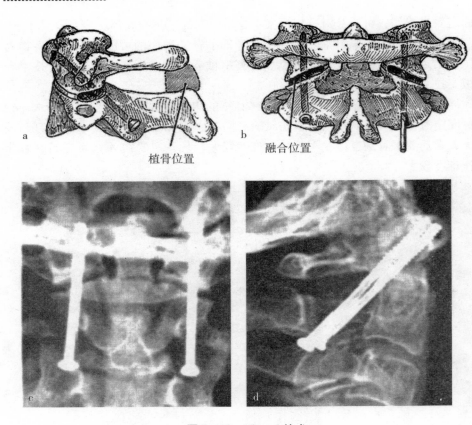

植骨位置　　融合位置

图 7 - 15　Magerl 技术

a. 棘突间植骨融合；b. 寰枢椎融合的位置；c、d. 术后复查正侧位片，螺钉固定在位，寰枢椎固定牢靠

（5）后路 Appofix 椎板夹内固定术禁忌证：寰椎椎弓或枢椎椎板骨折、陈旧性寰枢椎骨折、脱位牵引不能复位者。

该技术在 20 世纪 80 年代末用于寰枢椎固定，上下夹分别钩住寰椎后弓上缘和枢椎椎板下缘。椎板夹内固定系统一般由两根平行放置的椎板钩组成，纵向加压使寰椎后弓、$C_1 \sim C_2$ 之间的植骨块及枢椎椎板连成一体，该方法拥有和 Brooks 后路钢丝手术相似的融合率。

椎板夹是采用 2 个夹片将寰椎后弓和枢椎椎板勾住的方法来直接固定寰枢椎，其基本原理和寰枢椎后路钢丝固定 + 植骨融合技术相同，但是椎板夹固定技术降低了从寰枢椎穿钢丝时损伤脊髓的风险，增强了寰枢椎对抗平移和旋转的能力，提高了骨折的愈合率。此术式需要在寰枢椎之间植骨，由于寰枢椎之间的解剖形态不规则，在二者之间放置形态、大小合适的骨块比较困难，如果骨块不能与寰枢椎之间的解剖形态相吻合，将会导致椎管狭窄或寰枢椎前凸畸形（图7-16）。

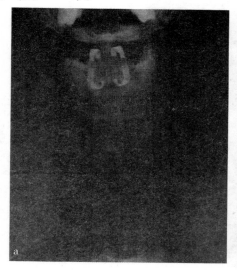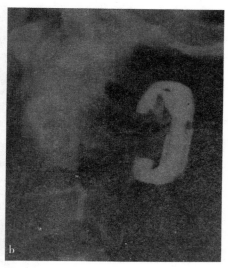

图7-16　后路 Appofix 椎板夹内固定术

a、b. 术后复查寰枢椎在正常解剖位置，稳定性恢复

（6）后路钢丝内固定＋植骨融合术后路寰枢椎钢丝内固定术包括：Gallie 后路钢丝手术、Brooks 后路钢丝手术和 Sonnaty 后路钢丝手术。1939年，Gallie 首先描述了该固定方式。

适应证：齿状突骨折伴寰枢关节半脱位；外伤后枢椎横韧带断裂，滑移范围大于5~8mm，伴有神经症状，经保守治疗无效；枢椎齿状突骨折Ⅱ型，多数专家主张早期手术，陈旧性Ⅱ型骨折不愈合，屈伸位摄片见有4~5mm滑动；齿状突Ⅱ~Ⅲ型粉碎骨折有神经症状。

Brooks 技术步骤：颅骨牵引下头颈屈曲置头架上，采用枕颈区后正中入路，显露 C_1 ~ C_2 后弓。分别游离 C_1 后弓的上下边缘及深面，形成钢丝通道，将适当长度的双股钢丝由寰椎椎弓上缘由剥离形成的通道口进入，经过硬膜外腔，绕过寰椎后弓，植骨后在植骨块的背侧将钢丝绕过枢椎棘突下面，最后拧紧钢丝。后路钢丝手术由 Gallie 法改良而来，特点是用高速磨钻扩大 C_1 ~ C_2 椎板间隙，磨去枢椎棘突及椎板的皮质，植骨块的凹面对着脊髓，在骨块的下部凿一缺口放置钢丝，双股钢丝穿过寰椎后弓，越过骨块套住枢椎棘突，收紧钢丝（图7-17）。

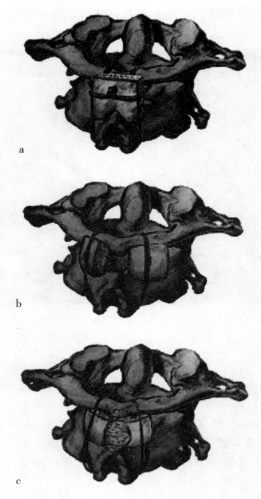

图 7 - 17 后路钢丝内固定 + 植骨融合术

a. Gallie 法；b. Brooks 技术；c. Sonnaty 技术

局限性：后路钢丝及线缆内固定术可以不依靠齿状突骨折的骨性愈合达到恢复寰枢椎稳定性的作用，但是寰枢椎的活动约占颈椎旋转功能的 50%，后路融合后将导致寰枢椎正常生理活动范围严重丧失。钢丝固定操作相对简便，但是术中操作时存在钢丝损伤脊髓及钢丝对椎板长期压迫造成椎板应力性骨折的可能，且固定的稳定性不足，抗平移及旋转能力较差，目前临床使用较少。

3. 经口咽入路

（1）前路寰枢椎钢板内固定术（Harms 钢板）：经口咽寰枢椎钢板又称

Harms 钢板，该方法仅有固定作用，没有复位作用。

适应证：对于齿状突骨折患者，寰枢椎存在不稳定性，若寰枢椎经牵引治疗后能够复位或经过前路手术松解后可复位的寰枢椎脱位病例可使用该技术。

禁忌证：难复性寰枢椎不稳定患者。

近年来，临床研究中应用的前路寰枢椎锁定钢板等器械治疗齿状突骨折可进一步加强寰枢椎的稳定性，但这些器械与 Harms 钢板一样无复位作用。在此基础上研究应用的经前路寰枢椎复位钢板系统（TARP 系统）弥补了复位上的不足，可使齿状突骨折后难复性寰枢椎脱位得以复位、固定一次完成。在应用前路钢板技术时主要存在的难题是口腔污染，术中预防污染十分重要。

（2）前路寰枢椎复位钢板内固定术（TARP 钢板）适应证：陈旧性齿状突骨折伴寰枢关节脱位，陈旧性齿状突骨折伴横韧带断裂，陈旧性齿状突骨折伴前方颈脊髓压迫患者。

手术步骤：图 7 - 18。

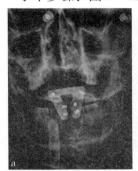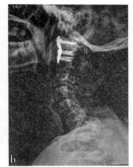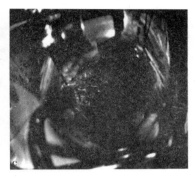

图 7 - 18　前路寰枢椎复位钢板内固定术

a、b. TARP 钢板术后复查；c. 术中操作图片

手术优点：TARP 系统为陈旧性齿状突骨折伴寰枢椎脱位患者提供了一个较为理想的手术方法，TARP 钢板固定可使寰枢椎获得即刻稳定性，且保留了枕寰的功能。且经口咽前路寰枢椎脱位松解减压、复位、固定得以一次手术完成，避免了前路松解后再行后路融合固定手术在搬动、翻身过程中，因寰枢椎极度不稳可能对脊髓造成的致命损伤，并且缩短了手术时间及住院时间，减轻了患者的经济负担。

局限性：术野小，操作困难，较后路手术难度大，因此到目前为止还不能完全替代各种枕颈区内固定术。且设备条件要求完善，因此只能在具备此类手术经验的大医院开展。

单纯的 Anderson Ⅰ型和 Anderson Ⅲ型骨折相对稳定，骨折断端血运良好，采用非手术治疗，愈合率高达 90% 以上。而 Anderson Ⅱ型骨折保守治疗不愈合率高达 20% ~ 78%，因此多采用手术治疗。各种手术总体愈合率高达 95% 以上。

（王少纯）

第二节 Hangman 骨折

Hangman 骨折又叫枢椎创伤性滑脱，是指发生在枢椎上下关节突之间的骨折，常伴周围韧带和椎间盘损伤，继而出现 C_2 ~ C_3 不稳或脱位。1913 年，Wood – Jones 首次描述了接受绞刑的 5 名罪犯颈部损伤的骨性解剖，所有尸体都表现出双侧枢椎关节突间骨折，并且推断 C_2 ~ C_3 椎体间的韧带和椎间盘完全断裂，导致脊髓的横贯性损伤和瞬间死亡。因此，Hangman 骨折又被称为"绞刑骨折"。1965 年，Schneider 在车祸和其他突然的减速损伤（急刹车、高处坠落、重物砸伤、跳水）中描述了类似于绞刑所致的损伤，患者也并发面部和头部的损伤，并称之为 Hangman 骨折。

一、流行病学及损伤机制

Hangman 骨折占颈椎骨折的 4% ~ 7%，占枢椎骨折的 23% ~ 27%，占颈脊髓损伤的 7% ~ 20%，立刻死亡率约 21%。

目前学者普遍认为 Hangman 骨折的典型骨折部位在横突孔后 – 结节与枢椎下关节突之间，这是一个力学薄弱区域，又是受力集中点，因而骨折概率大。Hangman 骨折多发生于交通减速伤和高处坠落事故，极度伸展并发轴向压缩负荷是其主要致伤机制。这种暴力主要损伤前纵韧带和 C_2 ~ C_3 椎间盘，后纵韧带和关节突关节囊的损伤相对较轻。如并发屈曲负荷，则可加重前、后纵韧带和椎间盘损伤，破坏颈椎稳定性，出现枢椎椎体前方移位或成角。撕裂的前纵韧带可能造成 C_3 上缘或枢椎下缘的撕脱性骨折。如并发快速强大的屈曲负荷，也可损伤后柱的关节囊韧带和棘间、棘上韧带，导致 C_2 ~ C_3 关节突脱位绞锁（图7 – 19）。

二、解剖特点

枢椎解剖形态上最大的特异性在于枢椎两对小关节的位置，下关节突在椎管的后外侧并与下颈椎的关节突排成列；枢椎的上关节突在前外侧并与寰椎和枕骨的小关节排成列。关节间的部分被拉长，承担着连接上、下颈椎的功能。上关节突呈两面凹并轻微外倾。C_2 没有椎弓根，其关节块前部与椎体融合，融合的区域相当于其他颈椎的椎弓根，C_2 关节块不像 C_3 ~ C_6 那样呈典型的四边形。C$_2$ 上关节面较其他颈椎更平坦，在冠状位于同一水平，下关节面较其他颈椎更靠后，较倾斜，上下关节突间的骨质部分称为关节间部，侧位片上位于椎体的后部。

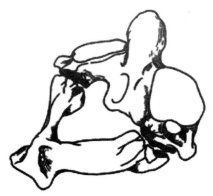

图 7 - 19 Hangman 骨折示意图

从生物力学观点上看，轴向的压力从上到下呈漏斗状，到枢椎平面合为一条力线通过峡部。伸展力量作用于齿状突产生一个集中点，迫使它在矢状面上旋转。这个力依靠两个力平衡：一边是张力，作用于前纵韧带、椎间盘和后纵韧带；另一边是压力，作用于 C$_2$ ~ C$_3$ 的小关节突关节。这两个相等和相对的力产生一个平衡点，位于枢椎上、下关节突之间的峡部，这恰好也是解剖上的薄弱处。当应力超出其极限时，将导致骨折。

三、分型

Hangman 骨折有 Francis 分型、Ettendi 分型及 Levine - Edwards 分型 3 种，其中 Levine - Edwards 分型是目前最常用的分型方法。

（一）Francis 分型法

1981 年 Francis 以美国得克萨斯州休斯敦医学中心、密歇根州医学中心和加拿大西安大略大学三个中心收治的 123 例 Hangman 骨折的临床回顾性分析为基础，根据侧位 X 线片上骨折端的移位、成角、韧带损伤以及相关的神经损伤和骨折不愈合等将骨折分为 5 种类型（表 7 - 1）。

表 7 - 1 Hangman 骨折的 Francis 分型

等级	位移（mm）	成角（°）
Ⅰ	<3.5mm	<11
Ⅱ	<3.5mm	>11

等级	位移（mm）	成角（°）
Ⅲ	>3.5mm 或 <1/2 椎体宽度	<11
Ⅳ	>3.5mm 或 >1/2 椎体宽度	>11
Ⅴ	椎间盘破裂	

$C_2 \sim C_3$ 椎体间位移测量方法：在颈椎侧位 X 线片上，沿枢椎椎体后缘和第 3 颈椎椎体后缘分别画直线，测量两直线之间的距离。

$C_2 \sim C_3$ 椎体间成角测量：在颈椎侧位 X 线片上，沿枢椎椎体后缘和第 3 颈椎椎体后缘分别画线，测量该两线相交的角度（图 7 – 20）。

Ⅰ级骨折是稳定的；Ⅱ～Ⅳ级骨折是不稳定的；Ⅴ级骨折意味着移位超过第 3 颈椎椎体矢状径的一半或成角畸形已造成至少一侧 $C_2 \sim C_3$ 间隙大于正常颈椎间盘的高度。

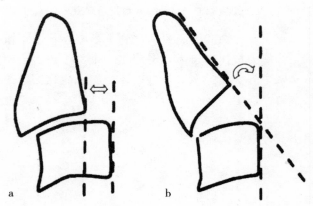

图 7 – 20　$C_2 \sim C_3$ 椎体间移位和成角测量示意图
a. 椎体间移位的测量；b. 椎体成角的测量

（二）Effendi 分型

1981 年，Effendi 根据枢椎椎弓的稳定程度将 Hangman 骨折分为 3 型。

Ⅰ型：孤立性枢椎环的线性骨折，伴有 C_2 向前轻度移位。这种骨折包括枢椎环的任何部分，骨折线可延伸到前方 C_2 椎体，$C_2 \sim C_3$ 椎间隙是正常和稳定的。

Ⅱ型：枢椎体向前移位，$C_2 \sim C_3$ 椎间盘损伤，枢椎体可在伸直位、屈曲位移位或明显向前滑脱。

Ⅲ型：枢椎体呈屈曲位向前移位，伴有 $C_2 \sim C_3$ 后方关节突脱位或交锁（图 7 – 21）。

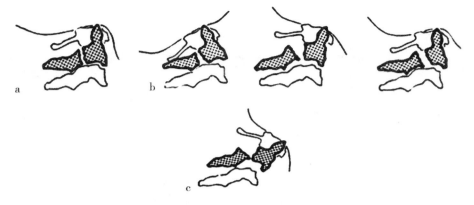

图 7-21　a. Ⅰ型；b. Ⅱ型；c. Ⅲ型

（三）Levine-Edwards 分型

1985 年，Levine 和 Edwards 根据骨折的形态和稳定程度，结合损伤机制将创伤性枢椎滑脱分为以下几型。

Ⅰ型：包括所有非移位性的双侧关节突间部骨折，枢椎体相对于第 3 颈椎后上缘没有成角或移位少于 3mm。致伤外力为过伸 + 轴向压缩，占 28.8%。

Ⅰ A 型：为Ⅰ型亚型，为单侧椎弓骨折。

Ⅱ型：骨折有超过 3mm 的前移和不显著的成角，是不稳定性骨折，占55.8%。损伤机制是过伸和轴向载荷引起关节突间部近乎垂直的骨折。随后突然的屈曲导致椎间盘后部纤维伸展和椎体的前移、成角。$C_2 \sim C_3$ 椎间盘可因这种损伤机制中涉及的突然屈曲力量而破裂。$C_2 \sim C_3$ 结构损伤顺序是后纵韧带 - 后方纤维环 - 椎间盘 - 前纵韧带损伤轻或无损伤。

Ⅱa 型：是Ⅱ型骨折的一种变型，$C_2 \sim C_3$ 椎间显示严重的成角和轻度的前移，骨折线通常不垂直，而是从后上到前下斜向通过枢椎椎弓，占 5.8%。损伤机制是屈曲占主要成分并伴有牵张成分的暴力。此种类型前后韧带和椎间盘均有完全损伤，极不稳定。

Ⅲ型：双侧关节突间部骨折伴后侧小关节突损伤，通常伴有椎弓骨折的严重移位和成角及一侧或两侧的小关节突脱位，占 9.6%。损伤机制是屈曲暴力加轴向压缩（图 7-22）。通常认为，Levine-Edwards 的分类方法结合了骨折形态和损伤机制，对治疗方法的选择有指导意义。

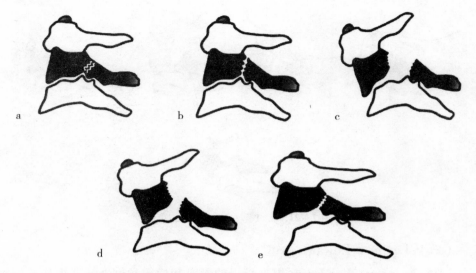

图 7 - 22　a. I 型；b. I A 型；c. II 型；d. II a 型；e. III 型

四、辅助检查

(一) X 线检查

侧位片一般可清楚显示骨折线、骨折移位和成角的情况，典型表现是双侧枢椎峡部骨折，骨折线呈垂直或斜行，枢椎椎体可有不同程度的移位和成角畸形。动力位片可提供骨折稳定情况的信息，但不作为常规检查，必要时在医师指导下行动力位片检查，避免损伤脊髓（图 7 - 23）。

(二) CT 检查

CT 检查可清楚显示骨折线，移位情况及与椎管的关系，并能发现常规 X 线片漏诊的病例。三维重建有助于对骨折形态的全面了解，对于可疑累及枢椎前结构的非典型 Hangman 骨折（枢椎椎体骨折）尤为必要。CT 检查应作为 Hangman 骨折确诊及判断分型的主要依据（图 7 - 24）。

(三) MRI 检查

MRI 检查可了解是否存在前纵韧带、椎间盘、$C_2 \sim C_3$ 椎体、脊髓、后方关节突及 PLC 的损害，并为手术入路的选择提供依据（图 7 - 25）。

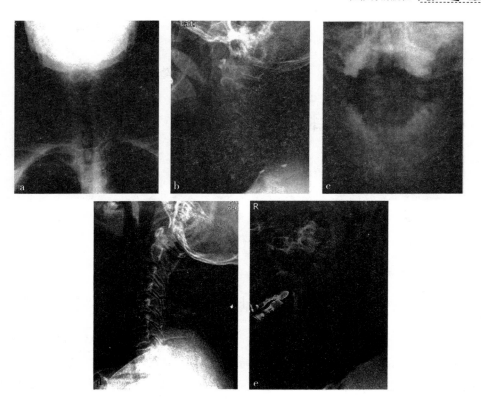

图 7 – 23　Hangman 骨折的 X 线表现

a. Hangman 骨折正位片；b. Hangman 骨折侧位片；c. 张口位片；d. 过伸
位片；e. 过屈位片

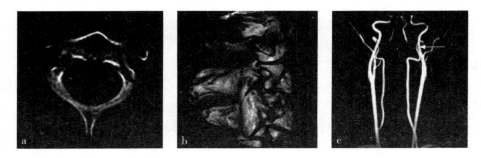

**图 7 – 24　a. Hangman 骨折的 CT 表现；b. Hangman 骨折三维重建；c. CTA 椎
动脉三维成像，显示左侧椎动脉入颅处细窄**

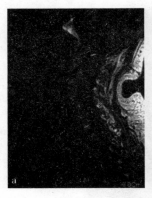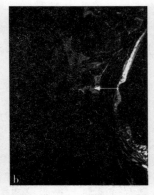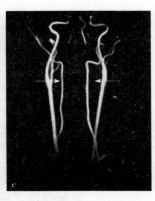

图 7 – 25　a. T₁ 相 MRI 表现；b. 箭头为枢椎椎体向前移位、成角伴后方韧带复合体损伤；c. MRA 椎动脉成像，左侧为劣势椎动脉

五、诊断

临床上 Hangman 骨折需依靠明确外伤史、典型临床表现以及影像学检查来确诊。

Hangman 骨折一般有明确的外伤史，多见于交通事故、高处坠落头部着地及重物砸伤头部。多数患者有明显的局部症状，如枕颈部疼痛，活动受限，颈部僵硬，喜欢用手托住头部以缓解疼痛。还可出现枕大神经激惹症状，表现为枕大神经支配区域麻木、疼痛以及头和颌面部的损伤，位于前额或下颏，多为皮肤挫伤。有时可有其他椎体和长骨的骨折。

六、治疗原则

Levine – Edwards 分型是目前国内外选择治疗方法的重要依据。

（1）稳定的骨折，即 Levine Ⅰ 型骨折，推荐采用硬颈围、头颈胸支具或 Halo 支具颈部制动 10～12 周。

（2）不稳定的骨折中，Levine Ⅱ 型骨折推荐牵引复位后采用头颈胸支具或 Halo 支具颈部制动 10～12 周，保守治疗复位不理想者推荐采用手术治疗。

（3）不稳定的骨折中，Levine Ⅱa 型和Ⅲ型推荐手术治疗。

（4）对于其他存在 C₂～C₃ 成角、C₂～C₃ 椎间盘破坏及不能通过外固定实现或维持骨折对位的骨折，推荐手术治疗。

（5）进行手术治疗时，可选择前路 C₂～C₃ 植骨融合、后路钉棒内固定或微创经皮治疗。在选择治疗方式时，除了考虑骨折类型与稳定性外，也要考虑医院的条件、医师所熟悉的治疗方式，以及患者的自主意愿。

七、手术治疗

Levine – Edwards 分型 II 型、II a 型和 III 型为不稳定性 Hangman 骨折，采用保守治疗后远期假关节形成、颈椎体脱位成角畸形、轴性疼痛等并发症发生率高达 60%。为了避免并发症的发生，越来越多学者采用早期手术复位内固定治疗不稳定性 Hangman 骨折，获良好临床效果，同时可避免术后长期牵引卧床或长期佩戴 Halo 架的痛苦。不稳定性 Hangman 骨折涉及三柱损伤，包括双侧峡部骨折和 C_2、C_3 椎间盘韧带复合体完整性破坏，峡部骨折为血运丰富的松质骨，愈合率较高，但椎间盘自我修复能力差，退变后可导致颈椎失稳或颈部疼痛。手术的主要目的是复位并固定骨折端，维持颈椎正常序列，最后获得良好临床预后。目前常用的手术内固定方法有后路钉棒系统内固定、前路钛板内固定、前路钛板联合后路 C_2 椎弓根螺钉内固定。无论采取何种手术方式，术前常规仰伸位颅骨牵引可起到一定复位作用，同时颅骨牵引下 $C_2 \sim C_3$ 椎间隙增宽可提示是否存在椎间盘损伤。

1. 后路内固定　后路内固定可采用单纯 C_2 椎弓根拉力螺钉固定、$C_2 \sim C_3$ 椎弓根螺钉固定、C_1 与 C_3 椎弓根螺钉固定等。

(1) 单纯 C_2 椎弓根拉力螺钉固定适应证：适用于单纯枢椎椎弓根骨折，C_2、C_3 椎间盘完整或轻微损伤的患者。

手术方法：患者采用全身麻醉，麻醉成功后俯卧于头颈手术架上，持续行颅骨牵引，颈部稍屈曲，手术采用颈部后正中入路，显露 C_2 棘突和椎板。枢椎椎弓根拉力螺钉的进钉点选取枢椎关节突中垂线的上下关节面连线的中点处，进针方向为向头侧、内侧各倾斜 20° ~ 25°，用小神经剥离子探明枢椎椎弓峡部的内侧壁，同样在 C 臂 X 线机严密监视下进针、探查钉道、攻丝，最后拧入直径 3.5 ~ 4.0mm、长度 24 ~ 30mm 的拉力螺钉。拧紧螺钉，放置引流管后逐层关闭切口 (图 7 – 26)。

(2) 经微创通道单纯 C_2 椎弓根拉力螺钉固定适应证：同单纯 C_2 椎弓根拉力螺钉固定。

手术方式：患者采用全身麻醉，麻醉成功后俯卧于头颈手术架上，持续行颅骨牵引，颈部稍屈曲。切口位于双侧 C_2 椎弓根体表投影处，做 1.5cm 切口，置入微创通道，透视引导下置入导针，确认导针位置无误后，拧入拉力螺钉，透视确认复位良好后关闭切口。选取枢椎关节突中垂线的上下关节面连线的中点处为进针点，进针方向为向头侧、内侧各倾斜 20° ~ 25° (图 7 – 27)。

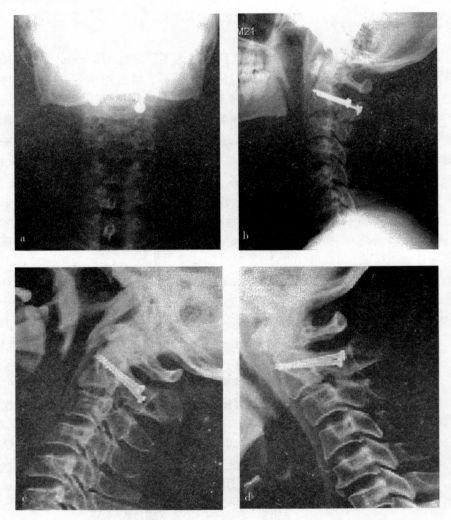

图 7-26   a. 单纯 C_2 椎弓根拉力螺钉固定术后正位片，螺钉角度良好；b. 单纯 C_2 椎弓根拉力螺钉固定术后侧位片，螺钉长度合适，骨折复位良好；c、d. 为术后过伸过曲位片，不 Hangman 骨折枢椎复位良好，无不稳定因素

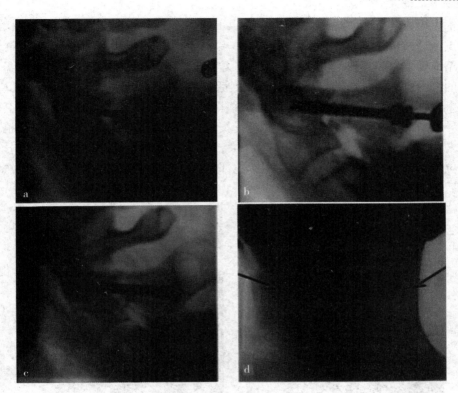

图 7-27 a. 术中导针位置；b. 术中经导针引导下拧入拉力螺钉；c. 拉力螺钉成功置人；d. 手术切口大小

（3）$C_2 \sim C_3$ 椎弓根螺钉固定适应证：适用于 Hangman 骨折累及 C_2、C_3 椎间盘、椎体轻度向前移位（小于 6mm）及成角（小于 12°）的患者。

手术方式：患者采用全身麻醉，麻醉成功后俯卧于头颈手术架上，持续行颅骨牵引，颈部稍屈曲。手术采用颈部后正中入路，显露枕骨至 C_3 棘突和椎板，在寰椎后弓显露时注意避免损伤其上方的基底动脉及下方的 C_2 神经根和静脉丛。沿枢椎侧块上方表面切开暴露寰枢椎关节。选取枢椎关节突中垂线的上下关节面连线的中点处为进针点，进针方向为向头侧、内侧各倾斜 20°～25°，用小神经剥离子探明枢椎椎弓峡部的内侧壁。同样在 C 臂 X 线机严密监视下进针、探查钉道、攻丝，最后拧人直径 3.5～4.0mm、长度 24～30mm 的螺钉。C_3 椎弓根钉进针点为横突根部中点水平线和上关节突内外缘连线的中外 1/3 垂线的交点处，进钉方向为头倾 20°～25°，内倾 30°～40°。上棒时保持颈椎轻度仰伸位，透视显示枢椎位置良好，冲洗，放置引流管后逐层关闭切口（图 7-28）。

局限性：尽管后路 C_2、C_3 内固定的生物力学稳定性强于前路钛板内固定，

且术中可有效复位 C_2 椎体，但其存在以下缺点。①在正常颈椎中立位时，头颅的重力经过枕骨髁依次向 C_1 关节面、C_2 关节面传递，随后应力被分为两部分。后路内固定术后必然改变正常颈椎的应力传导机制，原本通过 C_2、C_3 椎间盘传导的部分应力通过后路钉棒系统转移到后路关节突，因此远期退变狭窄的 C_2、C_3 椎间盘可能导致后方结构长时间承受张力，从而出现后方临近节段关节突不稳导致颈痛；②后路内固定无法处理受损的椎间盘；③在骨折移位的峡部植入 C_2 椎弓根损伤脊髓和椎动脉的风险增大，另有部分患者 C_2 椎弓根狭小或骨折移位明显，无法植钉；④对于并发其他部位损伤不宜采取俯卧位的患者无法实施后路手术。

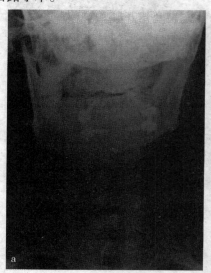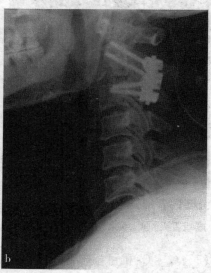

图 7 - 28 a. C_2 ~ C_3 椎弓根螺钉固定术后复查正位片，螺钉位置角度正常；b. 术后复查侧位片，螺钉长度合适及枢椎骨折复位良好

（4）C_1、C_3 椎弓根螺钉固定 适应证：C_2 上关节面粉碎性骨折；C_2 峡部粉碎性骨折；C_2 椎体相对 C_3 移位超过 6mm；C_2、C_3 成角 >12°；C_2 椎弓根全皮质骨或严重狭窄。

手术方式：患者采用全身麻醉，麻醉成功后俯卧于头颈手术架上，持续行颅骨牵引，颈部稍屈曲。手术采用颈部后正中入路，显露枕骨至 C_3 棘突和椎板，在寰椎后弓显露时注意避免损伤其上方的基底动脉及下方的 C_2 神经根和静脉丛。沿枢椎侧块上方表面切开暴露寰枢椎关节，寰椎椎弓根螺钉的进钉点位于寰椎后结节中点旁开 18 ~ 20mm 与后弓下缘向上 2mm 的交点，进针方向为头倾 5°，内倾 10° ~ 15°。同时，用小神经剥离子探查寰椎侧块内侧壁，以进一步明确进针点与方向的准确性。用高速磨钻去掉进针点皮质并适当深入，用椎弓根探测器沿探测方向缓慢进入至1cm处暂停，C臂X线机透视了解椎弓根内探测器的位置及方向无误后，继续钻至20mm处停止，探针探查钉道，若四周均为骨质提示钉道良好，攻丝测深，选取直径3.5mm、长22～24mm螺钉拧入，C臂X线机进一步明确螺钉位置正常。选取C_3椎体关节突中垂线的上下关节面连线的中点处为进针点，进针方向为头倾20°～25°，内倾30°～40°。用小神经剥离子探明椎弓峡部的内侧壁，同样在C臂X线机严密监视下进针、探查钉道、攻丝，最后拧入直径3.5～4.0mm、长度24～30mm的螺钉。上棒时保持颈椎轻度仰伸位，放置引流管后逐层关闭切口（图7-29）。

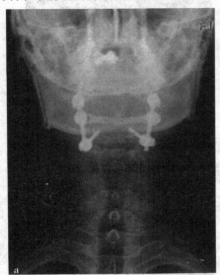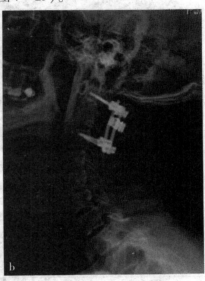

图7-29　a. C_1、C_3椎弓根螺钉固定术后复查正位片，螺钉位置角度正常；b. 术后复查侧位片，螺钉长度合适，枢椎骨折复位良好

2. 前路内固定　前路手术方法主要为前路C_2～C_3钢板固定。前路内固定相对后路具有一定优势。前路内固定直接切除破碎的椎间盘，有效维持颈椎正常序列，避免远期出现椎间盘源性疼痛。另外，在某些情况下，如C_2骨折块向后压迫颈髓，C_2、C_3椎间盘突出压迫颈髓或后路内固定失败，前路C_2、C_3内固定是唯一选择。C_2、C_3内固定可选用上颈椎前咽后入路和下颈椎前入路（图7-30）。

（1）上颈椎前咽后入路手术方法：见上颈椎常用的手术入路。

（2）下颈椎前入路手术方法：见见上颈椎常用的手术入路。

3. 前后路联合内固定　适用于尽管已实施前路复位内固定术，但复位仍不充分，峡部骨折间隙仍较大，残留一定程度的C_2椎体移位和C_2、C_3椎体反屈畸形，可能导致远期颈痛的患者。应用一期前路钛板联合后路 C_2 椎弓根螺钉内固定技术，治疗严重不稳定 Hangman 骨折（图 7 −31）。

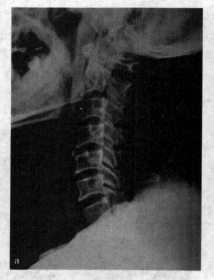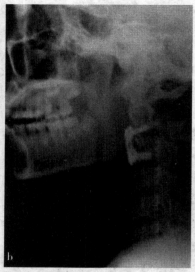

图 7 −30　前路钢板治疗 Hangman 骨折
a. 术前侧位 X 线片；b. 术后侧位 X 线片示 C_2、C_3 椎体复位良好

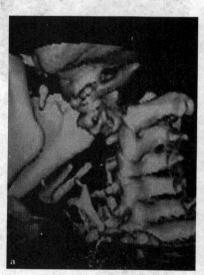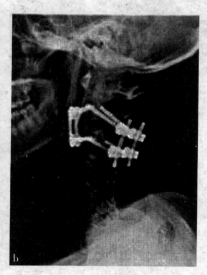

图 7 −31　前后联合治疗严重 Hangman 骨折
a. 术前 CT 三维重建示枢椎体明显向前移及成角；b. 前后联合入路术后 X 线示枢椎体回到正常位置，$C_1 \sim C_3$ 恢复正常序列

Hangman 骨折的上述治疗方法均已成熟，但仍各有利弊，如何扬长避短，更好地发挥各种治疗方法的优势，达到满意的疗效，关键在于选择时应遵循个体化原则，视骨折的稳定程度及其稳定结构（如 C_2 及 C_3 椎间盘、前后纵韧带、PLC 等）的损伤程度而定。对较稳定的 I 型骨折主张以保守治疗为主，但应警惕 X 线片上表现无移位、成角但椎间软组织损伤严重"假象"的 I 型病例，对该类病例应进一步行颈椎 MRI 和动力位 X 线片检查后再决定是否保守治疗。对稳定性差的 II 型、II a 型、III 型 Hangman 骨折以手术治疗为主。II 型损伤若并发椎间盘、前后纵韧带损伤，枢椎前脱位或椎间盘因素、骨性或韧带性因素所致脊髓前方压迫者宜采用前路术式，若无脊髓前方压迫可采用后路短节段融合固定。II a 型骨折因椎间盘的前部结构和前纵韧带基本完好，若 PLC 无严重损伤，应视为单纯后路椎弓根螺钉固定的适应证，若伴有 PLC 损伤，后路短节段融合固定为有效术式。III 型损伤发生率低，单纯后路或前路融合固定的远期疗效尚缺乏足够病例随访。有学者提出，对这类损伤的治疗需在后路复位固定的基础上加行前路减压和稳定手术，主张实施前后联合手术，尤其是并发脊髓前方受压患者。

Levine – Edwards 分型 I 型为稳定性 Hangman 骨折，多采用保守治疗，愈合率高达 85% ~ 90%。Levine – Edwards 分型 II 型、II a 型和 III 型为不稳定性 Hangman 骨折，采用保守治疗后远期假关节形成、颈椎体脱位成角畸形、轴性疼痛等并发症发生率高达 60%。因此多采用手术治疗，各种手术方法总体愈合率高达 95%。

（王少纯）

第三节　枢椎侧块骨折

一、损伤机制

枢椎的侧块是齿状突两侧骨膨大部，其表面为关节面并与寰椎下关节面构成寰枢关节，侧块后外下方为横突孔，有椎动脉通过。侧块骨折为一种较少见的损伤，损伤机制与寰椎椎弓骨折基本相似，垂直压缩和侧方屈曲为其主要暴力方式（图 7 - 32）。一些非典型的 Hangman 骨折的骨折线也可累及枢椎侧块，其损伤机制同 Hangman 骨折相似（图 7 - 33）。

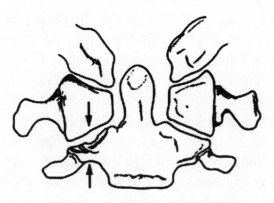

图 7 – 32　枢椎侧块骨折损伤机制

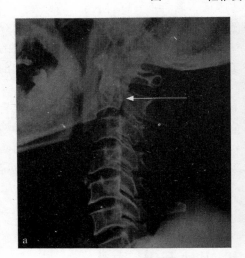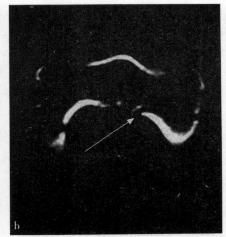

图 7 – 33　a. X 线平片示可疑枢椎侧块骨折；b. CT 示枢椎侧块骨折，骨折线累及枢椎椎孔环

二、诊断

　　颈部或枕部疼痛和头颈活动受限为主要局部临床表现。极少并发脊髓或神经根损伤，尽管并发其他部位损伤，较少出现神经症状。在侧块移位较轻时，常规 X 线片往往不能发现直接的骨折征象，仅能发现颈椎生理弧度减小或者变直。在这种情况下，颈椎的薄层 CT 扫描往往可以发现骨折线的存在。MRI 在发现枢椎侧块骨折上没有太多的帮助，不作为常规检查，但由于可以发现软组织及脊髓的损伤情况，有条件时可以进行。

三、治疗原则

主要依据损伤的严重程度来选择合适治疗方法：①轻度压缩骨折而无移位者，仅需要颈托固定直至骨折愈合；②侧块严重骨折者，需要牵引复位；③关节面不平的陈旧性损伤，并发有退变及存在不稳定因素且有局部疼痛或功能受限者，需要寰枢椎固定融合；④非典型的 Hangman 骨折累及枢椎侧块者的治疗方案同 Hangman 骨折。

总之，单纯的枢椎侧块骨折多采用保守治疗，愈合率在80%以上，而严重粉碎性骨折采用寰枢椎融合的愈合率高达90%，并发寰椎骨折或是 Hangman 骨折的非典型侧块骨折的治疗方案同寰椎骨折或是 Hangman 骨折。

（李宏九）

第四节　混杂型枢椎骨折

混杂型枢椎骨折首先由 Hadley 描述，包含除齿状突骨折和 Hangman 骨折之外的所有其他类型枢椎骨折，也称为"非齿状突非 Hangman 骨折"，某些个案报道将其称为不典型创伤性枢椎滑脱（Hangman 骨折）。1994 年，Benzel 等对混杂型枢椎骨折做了严格定义，即发生在齿状突基底与椎弓峡部之间区域的骨折，如图 7 - 34 所示。这一定义将 Anderson 和 D'Alonzo 定义的 III 型齿状突骨折划至 C_2 椎体骨折的范畴。这些"无法分类的枢椎损伤"约占所有枢椎骨折的25%。混杂型枢椎骨折临床上并不少见，但文献报道不多，也缺乏统一的命名，目前尚无确凿的证据指导治疗策略的制订。

一、流行病学及损伤机制

混杂型枢椎骨折的人群发生率很难估计，文献也非常有限。Greene 等回顾分析了 340 例连续收治的急性枢椎骨折病例，结果显示混杂型枢椎骨折有 67 例，占枢椎骨折的 19.7%（37/340）。Fujimura 等回顾分析了 258 例上颈椎损伤，其中混杂型枢椎骨折有 31 例，占上颈椎损伤的 12%（31/258）。German 等回顾分析了 217 例上颈椎损伤的病例，发现混杂型枢椎骨折有 21 例，占上颈椎损伤的 10%（21/217）。Korres 等报道的 674 例颈椎骨折中，枢椎骨折共 182 例，其中混杂型枢椎骨折有 23 例，占 12.6%（23/182）。Burke 和 Harris 分析了 165 例枢椎损伤病例，其中有 31 例为混杂型枢椎骨折，占 19%（31/165）。曹正霖等报道了 10 例混杂型枢椎骨折病例，占 C_2 损伤的 11%（10/91）。由此

· 161 ·

可见，混杂型枢椎骨折在临床上并非罕见。混杂型枢椎骨折的致伤原因多为交通事故，占71%~80%，其他原因包括坠落伤（13%~14%）、滑雪伤（6%）、跳水伤（4%），男性略多于女性。

　　根据患者的受伤姿势、外力作用方向和作用点、体表软组织损伤及并发伤等情况综合分析推断混杂型枢椎椎体骨折的损伤机制为过伸压缩、前屈压缩、旋转、单纯轴向压缩、先过伸后反转为前屈旋转等。

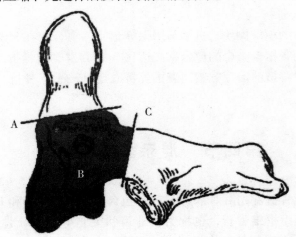

图7-34　A. 齿状突骨折（Anderson Ⅱ型）；B. 混杂型枢椎骨折范畴；C. Hangman 骨折（枢椎峡部骨折）

二、分型

　　关于此类骨折，目前尚无统一的分类及分型方法，其主要的两类分型分别是 Benzel 等及 Fujimura 等报道的。Benzel 等报道了15例混杂型枢椎椎体骨折，并根据骨折线所处的位置将其分为3型。Ⅰ型为冠状面骨折，其损伤机制至少有4种可能，即伸展及轴向负荷、过伸及轴向负荷、屈曲轴向负荷及屈曲分离。Ⅱ型为矢状面骨折，其损伤机制可能为轴向负荷。Benzel Ⅲ型被称为水平面骨折，也就是 Anderson - D'Alonzo 分型的Ⅲ型齿状突骨折，生物力学及临床研究提示其损伤机制可能为屈曲损伤，齿状突的骨折是由自外向内的外力导致的。German 等将这一分型的Ⅰ型和Ⅱ型合称为垂直型 C_2 椎体骨折，目前绝大多数文献提到的 C_2 椎体骨折如无特殊注明均指垂直型 C_2 椎体骨折，而不包括 Anderson - D'Alonzo Ⅲ型齿状突骨折。

　　Fujimura 等报道了31例 C_2 椎体骨折，结合骨折形态及暴力机制将其分为4型：Ⅰ型为椎体前缘撕脱型骨折，损伤机制为伸展暴力，这种类型的骨折又被称为 C_2 泪滴样骨折（teardropfracture）；Ⅱ型为横断型损伤，损伤机制为伸展牵引暴力或屈曲分离暴力；Ⅲ型为爆裂型骨折，损伤机制为轴向负荷；Ⅳ型为矢状型骨折，损伤机制为侧屈旋转联合暴力。

Benzel 提出的混杂型枢椎椎体骨折分型没有包括椎体前下缘撕脱性骨折这一类型，然而无论从创伤机制、骨折形态特点及治疗对策来说，其均有别于其他三型骨折。Fujimura 提出的分型没有冠状位骨折这一类型，而提出爆裂性骨折这一类型，以椎体骨折粉碎并有骨折块向后凸向椎管为特点，其提供的 3 个病例均伴有 Hangman 骨折。之后的国内外文献均无枢椎椎体爆裂性骨折的报道。综合考虑上述情况，故按 Hadley 广义的分类法较为全面，此分类如下：①枢椎体冠状面骨折；②枢椎体矢状面骨折；③枢椎体横状面骨折；④枢椎体爆裂性骨折；⑤泪滴样骨折；⑥非 Hangman 损伤的椎板和棘突骨折；⑦上关节面区域骨折；⑧经椎孔（横突）的骨折。不同类型骨折之间无法精确定义，这种分类方法仅作为一般性指导。

（一）枢椎体冠状面骨折

冠状面骨折的确切范围包括从颈椎前柱外下侧面的小骨折，到完全的后壁撕脱骨折，骨折可通过上关节面、横突或椎间孔向前延伸（图 7-35）。上方的骨折线从齿状突延伸到前方骨折碎片位置，下方的骨折线贯穿下终板。经过颈椎前表面的骨折应被视为 C_2 椎体横行骨折或Ⅲ型齿状突骨折。骨折大多数是不对称的。许多作者认为其是"不典型"或"不常见"Hangman 骨折，而有些专家将其作为一种特殊类型的 C_2 椎体创伤。

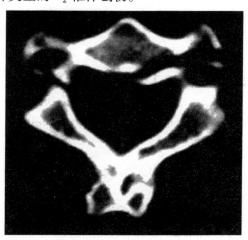

图 7-35 枢椎体冠状面骨折

（二）枢椎体矢状面骨折

矢状面骨折不仅限于枢椎椎体，常累及真正的枢椎椎弓根及上关节面覆盖的区域，往往是单侧或斜形骨折（图7-36）。骨折平面的上方靠近齿状突基底部或在上关节面内侧，而在其下方骨折常累及 C_2/C_3 椎间盘。通过头顶的轴向载荷是矢状面骨折的主要致伤原因，常并发严重的颅脑损伤。

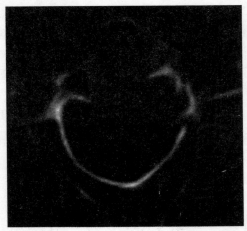

图7-36　枢椎体矢状面骨折

（三）枢椎体横状面骨折

枢椎横向骨折极其罕见，通常涉及伸展性损伤机制，致使齿状突同后方结构一起分离移位（图7-37）。此类骨折与"深在的"Ⅲ型齿状突骨折的鉴别存在争议。两类骨折最大的区别在于骨折是否有潜在移位的可能，从而造成脊髓压迫。Ⅲ型齿状突骨折较稳定，而枢椎横向骨折是不稳定的。伸展性损伤机制使 C_2/C_3 椎间连接的韧带极易发生断裂。

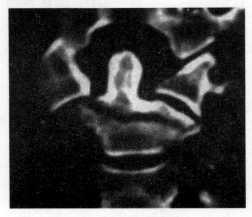

图7-37　枢椎体横状面骨折

（四） 枢椎体爆裂性骨折

枢椎椎体和椎弓根较为坚固，所以此类骨折较少见。粉碎性损伤是由严重的轴向暴力造成的。大部分轴向暴力会引起寰椎 Jefferson 骨折或枢椎以下节段的脊柱损伤（图 7 - 38）。

图 7 - 38 枢椎体爆裂骨折

（五） 枢椎体泪滴样骨折

枢椎泪滴样骨折在颈椎损伤中较少见，由 Schneider 和 Kahn 于 1956 年首先报道，以枢椎椎体前下缘大小不等的分离骨块为特征（图 7 - 39）。轴向屈曲负荷或伸展牵拉是泪滴骨折的主要形成原因。

（六） 非 Hangman 损伤的椎板和棘突骨折

枢椎棘突附着有很多肌肉组织，但位于下关节面后方的骨折是稳定的，支撑头颅的能力没有明显改变，没有发生脊髓损伤的风险，也不会造成错位和继发退变。

（七） 上关节面区域骨折

上关节面区域骨折的骨折线常贯穿支撑上关节面的区域。除了横向/冠状位骨折和矢状位/爆裂骨折外，还有一种独特的单侧压缩骨折，表现为位于上关节面附近的松质骨塌陷，X 线片上显示密度增高影。上关节面区域骨折与有侧方移位的齿状突骨折有密切关系。

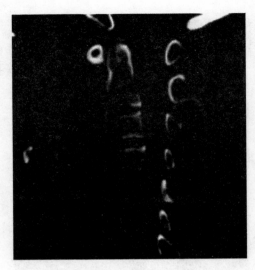

图 7 - 39　枢椎椎体泪滴样骨折

（八）经椎孔（横突）骨折

　　延伸到横突和椎间孔的骨折较常见，尤其在冠状位骨折中。大多数患者无明显症状，但也有椎动脉损伤导致严重后果的报道。一些作者建议术前行血管造影检查（CTA、MRA）以发现损伤和增加骨折复位的安全性（图 7 - 40）。

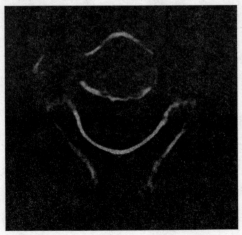

图 7 - 40　经椎孔（横突）骨折

三、辅助检查

　　X 线片可以提供粗略的结构改变信息，在一些特殊的病例中还需附加屈伸位 X 线片。CT 可将骨折的细节展示出来，尤其是在轴位。MRI 可显示软组织损伤的情况。Benzel 等认为，Ⅰ型骨折的侧位 X 线片可见类似于 Hangman 骨折的表现，即表面上看为双侧椎弓峡部骨折，同时伴有 C_2 相对 C_3 的前移。轴位 CT 可见冠状面骨折线位于 C_2 椎体后缘。鉴于损伤机制的不同，伸展型骨折可在椎体前下方看到泪滴样撕脱骨折片，这通常是由于 $C_2 \sim C_3$ 水平过伸所致。一般 $C_2 \sim C_3$ 水平椎间盘也有撕裂，$C_2 \sim C_3$ 椎间隙前方增宽；屈曲型损伤可看到 $C_2 \sim C_3$ 背侧间隙增宽，同时可能在 C_2 椎体后下方看到泪滴样撕脱骨折片，轴位 CT 可能见到骨折线累及横突孔。Benzel Ⅱ型骨折的矢状位 CT 重建能更清楚地显示骨折位置，轴位 CT 可见到 C_2 椎体呈矢状位的骨折线，冠状位 CT 重建可见到寰椎侧块向下压到 C_2 椎体，这也印证了Ⅱ型骨折的损伤机制主要是轴向负荷。若轴向负荷的暴力稍偏外侧，可能造成Ⅱ型骨折的变异型，骨折线仍垂直，但可以累及横突孔及椎板。Benzel Ⅲ型即为 Anderson Ⅲ型齿状突骨折，开口位 X 线片及 CT 矢状位重建可见骨折线位于齿状突基底，呈水平位，而单纯轴位 CT 扫描有可能漏诊。

四、诊断

患者以颈部疼痛为最多见主诉，约占 86%，此外也可见少数出现吞咽困难，其原因为椎体前下部冠状位骨折，骨折块向前明显移位压迫食道。由于枢椎水平的椎管宽，混杂型枢椎椎体骨折并发脊髓损伤的概率较小，文献报道其神经损伤发生率为 4.8% ~ 8.5%。曹正霖等报道的研究中 10 例混杂型枢椎椎体骨折中有 1 例并发脊髓损伤，ASIA 分级为 C 级。C_2 椎体骨折病死率为 6% ~ 14%，并发严重头部损伤和（或）全身其他器官损伤常是导致 C_2 骨折病死率增高的原因。同时，German 等指出该数字可能是被低估的，因为有部分患者在交通事故现场立即死亡，这也部分解释了为何入院患者神经损伤率较低。

五、治疗

（一）非手术治疗

过去对于未并发明显的邻近节段失稳的混杂型枢椎椎体骨折患者均采用非手术治疗方法。早期文献虽然也提到部分骨折严重移位病例最好选择手术治疗，但从神经功能保留和骨折愈合角度来看，非手术治疗的结果还是比较令人满意的。首先，上颈椎椎管容积较大，损伤后能来到医院治疗的患者较少并发神经功能障碍；其次，枢椎椎体骨折，尤其是垂直骨折及泪滴样骨折除非骨折呈爆裂性，否则很少导致椎管严重占位，脊髓受压；再者，由于枢椎椎体部分系松质骨，血供丰富，骨折后只要适当制动，骨性愈合比较容易，报道 61 例非手术治疗的枢椎椎体骨折中，骨折不愈合率仅为 1.6% 。另外一个选择非手术治疗的重要原因是，早年上颈椎手术治疗的方式仅限于后路寰枢椎间钢丝捆扎、关节突关节内固定和枕颈融合术等，手术操作相对困难，术中难以通过内固定及器械使移位的骨折获得满意的复位，而只能选择非手术治疗。关于保守治疗方式的选择，文献报道亦未完全达成统一，对于移位很小的垂直骨折，多直接采用卧床休息后费城颈托或颈部石膏、支具等外固定，而对于移位较大或者并发邻近关节脱位者，多采用先颅骨牵引数周后再用 Halo – vest 头环支架或头颈胸支具外固定 8~16 周。

文献报道大部分枢椎椎体骨折的非手术治疗疗效还是比较令人满意的，但亦有相当一部分病例的临床治疗结果不尽如人意。一些病例骨折愈合了，但因为保守治疗后骨折复位不佳往往畸形愈合或后遗邻近关节不稳，终致常年慢性颈痛而不得不再次选择关节融合手术。

（二） 手术治疗

由于病例较少及手术技术的限制，文献中关于枢椎椎体骨折手术治疗的论述很少，手术方式亦局限于关节融合术。Hadley 等认为，伴有 $C_2 \sim C_3$ 半脱位者需要手术治疗。Fujimura 等认为，并发寰枢关节脱位者宜选择手术治疗。另外，保守治疗后骨折不愈合、关节失稳或严重骨关节炎者应选择融合手术。根据当今手术技术可将混杂型枢椎椎体骨折手术指征归纳为：①并发邻近节段失稳，比如寰枢关节脱位或半脱位、$C_2 \sim C_3$ 关节脱位或半脱位以及椎间盘损伤、寰枢椎或 $C_2 \sim C_3$ 韧带复合体完整性丧失；②牵引下难以复位的累及枢椎上关节面的侧块骨折；③骨折或血肿导致脊髓受压需手术减压。

对于能够通过简单内固定方法获得骨折复位，而又能维持邻近关节的稳定和运动功能者，关节融合术当然是不需要的，但对于并发邻近节段失稳或难以通过简单内固定方法获得良好骨折复位者，关节融合术也是疗效可靠的方法。不同的骨折类型决定了手术目的和方式的差异。由于枢椎椎体骨折变异较大，手术方式选择不能墨守成规，还应遵循个体化原则，既要骨折复位、坚强内固定、重建上颈椎稳定性，又要兼顾运动节段保留，尽量减少融合节段，最大限度地保留颈椎运动功能。下面就不同类型的枢椎椎体骨折的手术治疗分别予以简单描述。

对于枢椎椎体冠状面不稳定骨折选择行早期的前路手术，以提供即刻的稳定性，并对骨折块进行复位。对于最初经过 CT 扫描证实骨折块 >3mm、椎间盘未损伤的稳定性骨折可通过后路椎弓根拉力螺钉缩小骨折间隙，并获得良好的复位（图 7 –41a，b）。

枢椎矢状面骨折由于涉及大块松质骨，通常选择保守治疗，但对于有严重

$C_1 \sim C_2$ 关节移位者需要考虑行融合治疗（图 7 – 41c ～ f）。

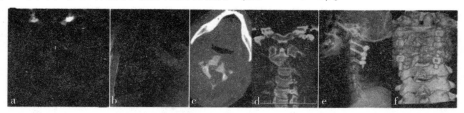

图 7 – 41　a. 枢椎冠状位面骨折术前 CT；b. 枢椎冠状位面骨折术后；c, d. 枢椎矢状面骨折术前 CT；e, f. 枢椎矢状面骨折术后 CT

对于枢椎横向骨折尽管骨折区域有较大的接触面积，但此类骨折通常是不稳定的，无法维持颈椎的正常矢状位排列。对于横向骨折线未达到 $C_2 \sim C_3$ 椎间隙的不稳定损伤，因为 C_2 基底部缺乏足够坚固的可用与直接齿状突螺钉固定的骨组织，可采用后路固定融合手术。如果 C_2 椎体基底部有足够充足的骨质，则可采用前路齿状突双螺钉固定。对于并发有 $C_2 \sim C_3$ 椎间盘破裂者，可加做前路钢板固定植骨融合术（图 7 – 42a ～ c）。

爆裂型骨折使用外固定支具保守治疗通常是合理的治疗选择，然而对昏迷或者靠呼吸机机械通气的多发伤患者来说，具有一定的局限性，后路稳定手术能显著提高患者的可移动性，提高呼吸道管理的效率，对于老年患者而言，融合手术也显著优于保守治疗（图 7 – 42d，e）。

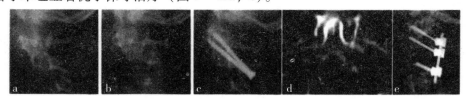

图 7 – 42　a、b. 枢椎横状面骨折术前 X 线片；c. 枢椎横状面骨折术后 X 线片；d. 枢椎爆裂型骨折术前 CT；e. 枢椎爆裂型骨折术后 X 线片

郭延杰等报道了 9 例 C_2 泪滴样骨折患者采用后路内固定治疗，认为 C_2 泪滴样骨折是不稳定的伸展型骨折，应当手术稳定 $C_2 \sim C_3$。但前方入路存在手术操作困难、螺钉不宜透过 C_2 椎体、对侧皮质而不牢固、容易损伤高位颈髓等缺点。因 C_2 泪滴样骨折的损伤主要在椎体前缘，后纵韧带少有断裂，故单独后路间接复位即可达到复位减压的作用（图 7 – 43a，b）。

非 Hangman 损伤的椎板和棘突骨折被认为是稳定性骨折，仅需保守治疗即可。

上关节面区域骨折虽然少见，但此类损伤由于轴向载荷对称传导导致 C_2 关节柱造成上关节面骨折及椎体增宽，需要稳定的对称性牵引来维持良好的脊柱序列，故常采用 $C_1 \sim C_3$ 固定手术以维持良好的对线（图 7-43c, d）。

椎孔（横突）骨折常为冠状面骨折延伸导致，大多数无明显症状，不稳定骨折亦可选择行早期前路手术，术前需先行血管造影检查以了解椎动脉情况。

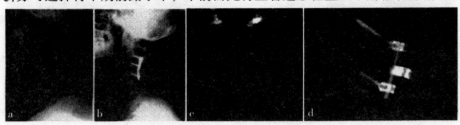

图 7-43　a. 枢椎椎体泪滴样骨折术前 X 线片；b. 枢椎椎体泪滴样骨折术后 X 线片；c. 枢椎椎体双上关节面区域骨折术前 CT；d. 枢椎椎体双上关节面区域骨折术后 CT

六、预后

混杂型枢椎椎体骨折并发神经损伤的概率相对下颈椎少，大多预后良好，保守治疗愈合率在 90% 以上。少数保守治疗远期可能会出现寰枢关节骨关节炎、$C_2 \sim C_3$ 椎间隙狭窄等。手术患者可能会存在术后颈部疼痛、颈部活动度降低等。

（李宏九）

第八章 枢椎复合骨折

寰枢椎复合骨折即寰椎、枢椎同时发生骨折，又称为寰枢椎联合骨折（图 8-1）。其发病率较低，但死亡率和神经损伤发生率均高于单一 C_1、C_2 骨折。损伤发生的原因多为高能量创伤，由于该区域的解剖结构及毗邻关系复杂，极易引起椎动脉、脊髓、神经根等诸多重要结构损伤而危及生命，治疗难度高、风险大。诊断明确后，早期手术治疗是其首选治疗方案。及时有效的手术内固定可恢复颈椎序列，稳定骨折、脱位，是提高治疗成功率、降低神经损伤发生率和骨折不愈合率的最佳选择。针对此类创伤，不同的手术治疗方法各有优缺点。目前国内外尚无统一的诊疗标准和指南，对此类疾病的诊断和治疗存在诸多争议。

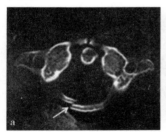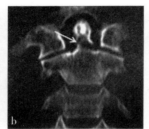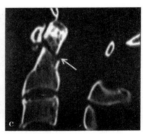

图 8-1　寰枢椎复合骨折
a. 寰椎骨折 CT；b，c. 枢椎齿状突骨折 CT

一、流行病学及损伤机制

寰枢椎复合骨折发病率较低，为临床少见病，仅占颈椎骨折的 3%。近年来，随着车祸及高处坠落伤的增多，其发病率呈逐年升高的趋势。Jefferson 等报道 46 例寰椎爆裂骨折中有 19 例寰枢椎复合骨折，占 35%。有关齿状突骨折的报道中，Ⅱ型、Ⅲ型齿状突骨折中，寰椎同时发生骨折的发生率为 5%～53%。寰椎骨折患者中，并发齿状突骨折的发生率为 24%～53%。Hangman 骨折中，并发寰椎骨折的发生率为 6%～26%。Greene 等报道了 340 例枢椎骨折患者，发现 48 例并发寰椎骨折，发生率为 14%。Gleizes 等也发现 784 例颈椎损伤中包括 116 例上颈椎损伤，其中有 31 例寰枢椎复合骨折，占总数的 4%，占 C_1 或 C_2 损伤的 27%。

大多数学者认为寰枢椎复合骨折致死率高于 C_1、C_2 单一骨折，特别是 C_1 伴齿状突骨折。Fowler 等发现 7 例 C_1 – Ⅱ型齿状突骨折患者中，6 例（86%）在治疗早期死亡。Hanssen 和 Cabanela 也得出了同样的结果，在相同类型骨折的 6 例患者中，5 例（83%）在伤后 40 天内死亡。Hanigan 及 Zavanone 等也报道 C_1 – Ⅱ型齿状突骨折早期死亡的病例。在其他关于 $C_1 \sim C_2$ 复合骨折的报道中，其发病致死率并不显著。

寰枢椎复合骨折神经损伤发生率高于寰椎、枢椎单一骨折。Fujimura 等在 247 例 $C_1 \sim C_2$ 复合骨折中发现有 82 例（34%）发生神经损伤，这些患者为爆裂性骨折、C_1 后环骨折、C_2 椎体骨折伴齿状突骨折或 Hangman 骨折。Dickman 等报道 $C_1 \sim C_2$ 复合骨折病例中，神经损伤发生率为 12%，C_1、C_2 单一骨折的神经损伤发生率分别为 0（0/32）、2%（2/125）。Kesterson 等报道 4 例 $C_1 \sim C_2$ 复合骨折，有 1 例（25%）发生神经损伤。

寰枢椎复合骨折多由高能量损伤所致，且其受伤机制复杂，主要包括高处坠落伤、交通事故伤。Dickman 等指出，$C_1 \sim C_2$ 复合骨折的病因约 60% 为交通事故伤，28% 为高处坠落伤，12% 为其他（图 8 – 2）。Hanigan 等指出，年轻人多为交通事故伤，老年人多为高处坠落伤。

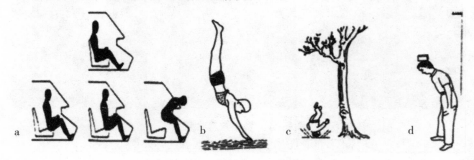

图 8 – 2　寰枢椎复合骨折受伤机制
a. 交通事故伤；b, c. 高处坠落伤；d. 重物砸伤

寰枢椎复合骨折的病因及寰枢椎复合体特殊的解剖，使其受伤机制更复杂化，造成结构性损伤的同时，也造成复杂的机械性损伤。造成损伤的暴力可分为轴向负荷、屈曲暴力、伸展暴力、扭转暴力。轴向负荷多造成寰椎椎弓环和枢椎椎弓根骨折；屈曲暴力多造成枢椎齿状突骨折；伸展、扭转暴力多造成寰枢椎脱位。

二、解剖特点

枢椎是 10 块肌肉的起止点，这些肌肉都参与头颈部的旋转、屈伸、侧屈运动，这个结构特点使它成为上颈椎段的应力中心。维持寰枢关节稳定的结构还包括横韧带、翼状韧带、寰枢前后覆膜、齿状突尖韧带及关节囊等。其中，横韧带附着于寰椎两侧块内侧面，是寰枢椎间最有力的韧带，也是维持寰枢椎稳定的主要韧带。

三、分型

由于该类型骨折相关文献报道较少，目前尚无统一的分型。1985 年，Dickman 基于其对病例的研究，将寰枢椎复合骨折大致分为四种类型（图 8 - 3）：C_1 - Ⅱ型齿状突骨折、C_1 - 枢椎椎体骨折、C_1 - Ⅲ型齿状突骨折、C_1 - Hangman 骨折。在其病例研究中，各型所占比例分别为 40%、28%、20%、12%。在 C_1 骨折的类型中，40% 为 Jefferson 骨折，28% 为寰椎后弓骨折，24% 为寰椎前弓骨折，8% 为侧块骨折。国内学者提出的分型方法较为繁杂，包括 Jefferson - Ⅱ型齿状突骨折、寰椎前弓 - Ⅱ型齿状突骨折、寰椎后弓 - Ⅱ型齿状突骨折、寰椎后弓 - Ⅲ型齿状突骨折、寰椎后弓 - Ⅲ型 Hangman 骨折、Jefferson 骨折 - 枢椎椎体骨折、侧块骨折 - 枢椎椎体骨折。Jefferson - Ⅱ型齿状突是最常见的复合骨折类型。在寰枢椎复合骨折的治疗中，Dickman 提出的分型较为常用，对临床有一定指导作用。

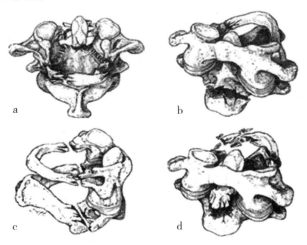

图 8 - 3　寰枢椎复合骨折的 Dickman 分型
a. C_1 - Ⅱ型齿状突骨折；b. C_1 - 枢椎椎体骨折；c. C_1 - Ⅲ型齿状突骨折；d. C_1 - Hangman 骨折

四、辅助检查

由于该类创伤病情凶险，辅助检查显得尤为重要，对影像学资料的分析是进行非手术治疗或手术治疗的重要依据。X 线正侧位及开口位片为首选检查，但是其敏感性有限，仅能做出初步判断。CT 扫描及三维重建能更好地显示上颈椎骨质间的关系，明确骨折类型。通过分析各骨质间的关系，如通过颅底斜坡尖至枢椎椎体后缘之间的距离（basiondens interval，BDI）及颅底斜坡尖至齿状突尖之间的距离（basionaxis interval，BAI）判断颅颈联合的稳定性（图 10 - 4），正常 BDI 在 4 ~ 12mm 之间，正常 BAI 小于 12mm；通过寰齿间距（ADI）、脊髓有效空间（SAC）及两侧块位移（LMD）判断 $C_1 \sim C_2$ 复合体的稳定性（图 8 - 5，图 8 - 6）；通过 $C_2 \sim C_3$ 间成角（图 8 - 7）和 $C_2 \sim C_3$ 间位移（图 8 - 8）判断 $C_2 \sim C_3$ 复合体的稳定性等。通过 MRI 还可观察脊髓横韧带是否有损伤，为手术方案的选择提供依据。

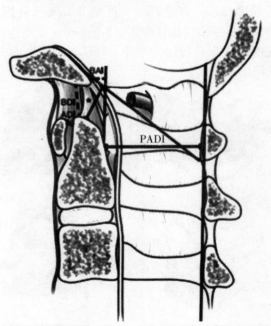

图 8 - 4　颅底斜坡尖至枢椎椎体后缘之间的距离（BDI）及颅底斜坡尖至齿状突尖之间的距离（BAI）示意图

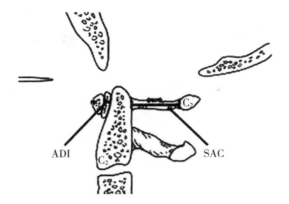

图 8 - 5　寰齿间距（ADI）及脊髓有效空间（SAC）示意图

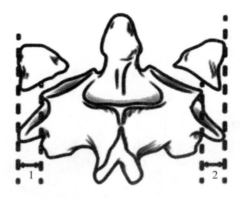

图 8 - 6　寰椎两侧块位移示意图（LMD = 1 + 2）

1. 寰椎右侧块位移；2. 寰椎左侧块位移

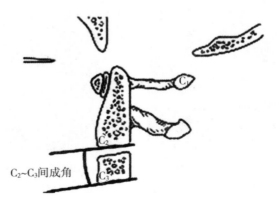

图 8 - 7　$C_2 \sim C_3$ 间成角示意图

$C_2 \sim C_3$ 间成角正常值小于 11°

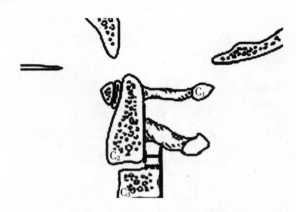

图 8-8　$C_2 \sim C_3$ 间位移示意图

$C_2 \sim C_3$ 间位移正常值小于 3.5mm

除此之外，椎动脉 CTA 可判断是否存在椎动脉损伤或寰椎椎动脉沟环是否变异，判断是否存在椎动脉狭窄、二分椎动脉、扭曲及阙如等解剖异常，预防术中椎动脉损伤的发生，如图 8-9a 所示。个体化的 3D 上颈椎模型打印可判定枢椎椎弓根能否置钉，对手术有重要的指导作用，如图 8-9b 所示。

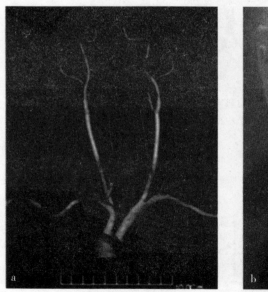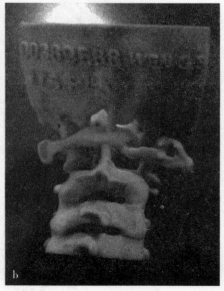

图 8-9　数字骨科在寰枢椎复合骨折诊治的应用

a. 椎动脉 CTA；b. 3D 上颈椎模型打印

五、诊断

患者有明确的颈部外伤史，表现为枕颈部疼痛、僵硬、活动受限等，严重者可出现四肢感觉减退、运动障碍及反射障碍等表现。诊断时应明确致伤原因，仔细查体，了解神经损伤、邻近结构或其他部位损伤。由于该类疾病患者病情较为严重，甚至有生命危险。患者就诊后，应及时明确诊断，评估病情，并予以稳定生命体征、牵引等初步处理，防止骨折脱位加重，损伤脊髓或神经。

六、治疗

寰枢椎复合骨折的治疗目前仍缺乏任何可用证据、系列分析或结果评价的支持，多数基于外科医师的认识，以及寰枢椎复合体骨质与椎间盘韧带生物力学性能受损伤影响的相关机制。2013 年，由美国神经外科医师协会制订的寰枢椎复合骨折治疗处理意见指出，稳定的 C_1 – Ⅱ型齿状突骨折可应用颈托、Halo支架或手术治疗，寰齿间隙≥5mm 的不稳定 C_1 – Ⅱ型齿状突骨折应考虑手术固定和融合。稳定的 C_1 – Hangman 骨折应用外固定治疗或手术治疗，若 C_2 ~ C_3 成角≥11°，应考虑手术固定和融合。对于 C_1 – Ⅲ型齿状突骨折、C_1 – 枢椎椎体骨折，一般应用外固定治疗。在某些病例中，由于寰椎椎弓环完整性丧失，需改变手术方法。林斌等基于 C_2 骨折的类型，并分别判断 C_1 ~ C_2、C_2 ~ C_3 的稳定程度，提出了寰枢椎复合骨折的治疗策略（图 8 – 10）。

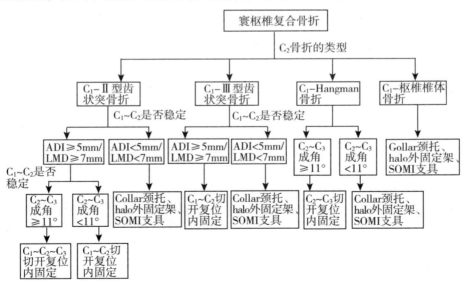

图 8 – 10　寰枢椎复合骨折治疗策略

（一）保守治疗

非手术治疗包括牵引、颈围、SOMI 支具、Halo 外固定架等。由于寰椎和枢椎骨折均是稳定的且不伴有脱位，外固定治疗能获得良好骨融合（图 8－11）。Dickman 等对 20 例（84%）寰枢椎复合骨折患者首选严格的外固定，平均固定时间 12 周（10~22 周），其骨折愈合率为 95%。但非手术治疗存在治疗周期长、固定不确切、复位易丢失、增加制动范围和患者携带外固定痛苦等缺点。随着对寰枢椎复合骨折认识的加深、颈椎切开复位内固定技术的发展，以及影像学检查的改进，内固定效果更为可靠且术后并发症少，越来越多的医师对寰枢椎复合骨折的患者提倡早期行手术治疗。

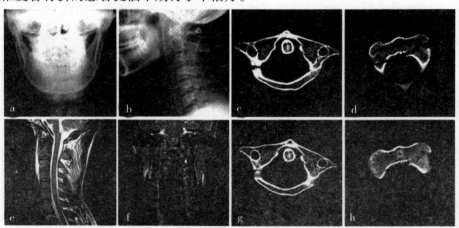

图 8－11　患者，男，37 岁，诊断为 C_1－Hangman 骨折行 Halo 外固定架治疗

a~f. 治疗前 X 线片、CT 和 MRI 示寰椎椎弓骨折伴枢椎 Hangman 骨折；g，h. 治疗后 3 个月 CT 示寰枢椎骨折线模糊

（二）手术治疗

寰枢椎复合骨折常用手术治疗方法是寰枢椎椎弓根钉固定。以往常用的寰枢椎固定融合技术有 Gallie 技术、Brooks 钢丝固定技术、椎板钩技术、Magerl 技术和钉棒系统等。由于寰枢椎复合骨折的寰椎后部结构不稳定，线缆固定与椎板钩技术无法应用。经关节螺钉固定技术的生物力学特点虽然比钢丝固定更加坚强，骨折愈合率较高（>90%），但经关节螺钉固定技术手术过程要求高，易损伤椎动脉。手术操作时应注意：一是在置钉前要使寰枢椎复合体复位；二是置钉时为防止椎动脉损伤，椎弓根要有足够的空间可利用。Harms 和 Melcher 采用 C_1 侧块、C_2 椎弓根螺钉置入达到 C_1~C_2 移位部分的稳定，但易引起较难控制的静脉丛大量出血和术后 C_2 神经功能障碍。Resnick 和谭明生首先提出了

寰椎椎弓根螺钉固定技术，该方法螺钉通道长、抗拔出力强、把持力好，能有效避免术中出血和 C_1 神经根激惹，并且易于 C_2 及以下钉棒系统链接锁定，为目前主流的手术方式。

（1）后路 $C_1 \sim C_2$ 椎弓根螺钉固定：适应证：$C_1 \sim C_2$ 间不稳定，即 ADI≥5mm 和（或）LMD≥7mm，但枕颈联合稳定及 $C_2 \sim C_3$ 间稳定（即 $C_2 \sim C_3$ 间成角 <11°）。

该术式可单独使用，也可联合前路齿状突螺钉固定。适用于治疗 C_1－Ⅱ型齿状突骨折和 C_1－Ⅲ型齿状突骨折（C_1、C_2 侧块完整）、$C_1 \sim C_2$ 骨折并发寰枢椎脱位（横韧带损伤）等。寰椎及枢椎椎弓根固定方法。典型病例见图 8－12，图 8－13。

（2）后路 $C_1 \sim C_2 \sim C_3$ 椎弓根螺钉固定：适应证：$C_1 \sim C_2$ 复合体稳定或不稳定，$C_2 \sim C_3$ 间不稳定（即 $C_2 \sim C_3$ 间成角≥11°），但枕颈联合稳定。Fielding 等报道了 15 例 C_1－Hangman 复合骨折患者，当 $C_2 \sim C_3$ 椎体成角大于 11°时，表明 $C_2 \sim C_3$ 复合体不稳定，推荐手术固定、融合。

（3）枕颈融合固定：适应证：包括枕颈联合不稳定（C_1 椎弓环完整性丧失）；$C_1 \sim C_2$ 复合体不稳定并发 $C_2 \sim C_3$ 间不稳定。枕颈融合固定后枕颈部的旋转和屈伸功能均丧失者需慎重考虑。典型病例见图 8－14。

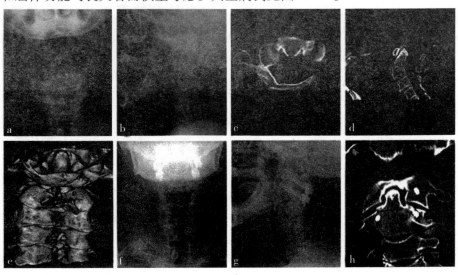

图 8－12 患者，男，40 岁，诊断为 C_1－Ⅱ型齿状突骨折，行后路 $C_1 \sim C_2$ 椎弓根螺钉固定

a~e. 术前张口位 X 线正侧位片和 CT 示寰椎椎弓骨折伴枢椎齿状突基底部骨折；f~h. 术后正侧位 X 线片及 CT 示术后内固定位置良好

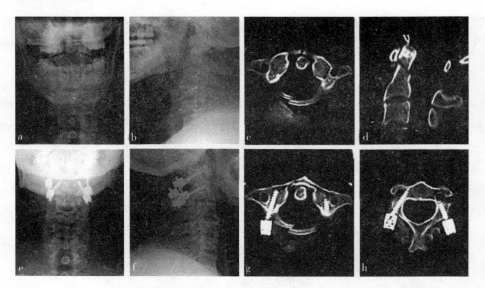

图8-13 患者，女，45岁，诊断为 C_1 -Ⅱ型齿状突骨折，行后路 C_1 ~ C_2 椎弓根螺钉固定

a~d. 术前X线正侧位片和CT示寰椎椎弓骨折伴枢椎齿状突基底部骨折；e~h. 术后X线正侧位片及CT示术后内固定位置良好

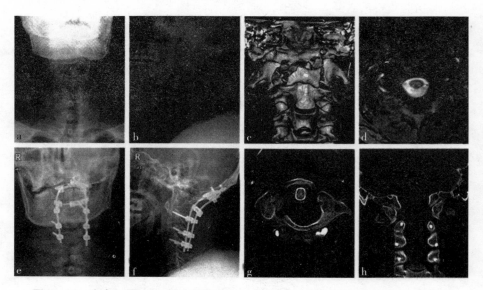

图8-14 患者，男，61岁，诊断为 C_1 -Hangman 骨折，行后路枕颈融合固定

a~d. 术前X线片、CT和MRI示寰椎粉碎性骨折伴寰枢关节半脱位；e~h. 术后X线及CT示术后内固定位置良好

（三）并发症

稳定的寰枢椎复合骨折可采用颈托、支具固定、SOMI 支具、Halo 外固定架等非手术方法治疗，但非手术治疗的治疗周期长、固定不确切、复位易丢失、患者携带外固定痛苦等导致其发生骨折畸形愈合、骨折不愈合、针眼感染及松动、脑脊液漏、压疮及心肺系统并发症发生率较高。

对于不稳定的寰枢椎复合骨折，常采用手术内固定治疗。由于其解剖结构特殊、毗邻结构重要、受伤机制复杂，其围手术期并发症常较为严重，处理困难，甚至可能致命。术中、术后椎动脉损伤是常见的并发症之一。寰椎椎动脉沟环、枢椎椎弓根解剖结构特殊，变异较多，增大了 $C_1 \sim C_2$ 椎弓根螺钉的置钉风险。椎动脉损伤患者常出现复视、头晕耳鸣、闻及吹风样血流声等表现，典型病例见图 8 - 15。其他并发症包括脑脊液漏、切口愈合不良、切口感染、断钉、枕颈部旋转和屈伸功能丧失等。

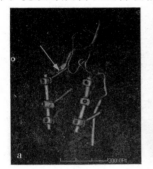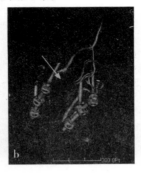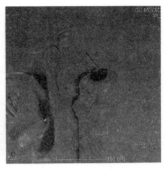

图 8 - 15　患者，女，43 岁，诊断为 C_1 - II 型齿状突骨折，行 $C_1 \sim C_2$ 椎弓根螺钉固定术后手术切口愈合不良、局部肿胀、切口内活动性出血，考虑"椎动脉损伤"

a ~ c. 术后 DSA 示左侧椎动脉 V_3 段外伤性假性动脉瘤，予以脑血管造影 + 颅内动脉瘤介入栓塞术

（李宏九）

第九章　上颈椎创伤后畸形

一、流行病学及损伤机制

上颈椎创伤后畸形主要见于患者上颈椎骨折和（或）脱位后治疗不当、误诊和漏诊，文献报道以齿状突假关节形成最为常见。一般来讲，创伤后畸形是上颈椎创伤后愈合不良的结果。

临床上一些特殊的不并发脱位的线性骨折在 X 线片上观察非常容易漏诊。此外，在保守治疗的患者中，畸形的发生主要是外固定不牢固引起的，甚至在骨折没有完全愈合的情况下，过早地去除外固定保护，畸形就非常容易发生。而在需要手术干预的不稳定骨折患者中，错误地选择了保守治疗（图 9-1）也是造成上颈椎畸形发生的原因之一。在手术过程中，手术操作不当等原因也会引起术后上颈椎畸形。即便是手术指征正确，操作恰当，创伤患者术后也可能会出现手术失败，导致创伤后脊柱畸形或不稳。

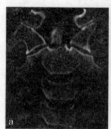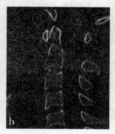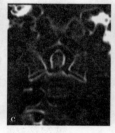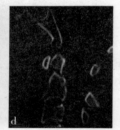

图 9-1　患者，女，60 岁，诊断为齿状突骨折，拒绝手术治疗，接受支具保守治疗
a、b. 入院 CT 平扫示：齿状突骨折；c、d. 支具固定 3 个月后行 CT 检查示枢椎齿状突仍可见透亮线，断端错位，未见明显骨痂生长

二、辅助检查

上颈椎创伤后畸形患者都应进行 X 线检查。颈椎正侧位、张口位（图 9-2）以及动力位（图 9-3）检查可用来鉴别正常椎体和病变椎体并测量畸形程度，发现不稳定或半脱位情况，还可以发现与畸形相关的结构变形或不稳定。必要时行全脊柱 X 线成像评估脊柱整体平衡，同时还可以测量矢状面轴向垂线。在手术治疗中，两切线 Cobb's 角可能更有利于指导临床。

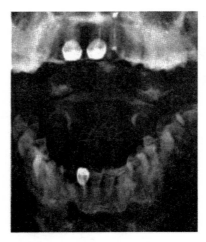

图9-2 张口位X线片示齿状突基底部骨折

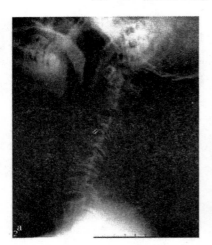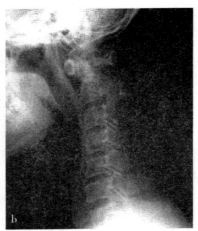

图9-3 动力位片显示齿状突骨折，寰枢关节半脱位畸形，不稳定

在侧位X线片上测量寰椎前弓后缘中点及其与齿状突前缘之间的距离，即寰齿前间距。正常成人和儿童分别为3mm和4mm。成人寰齿前间距>3mm，为寰枢椎不稳；3~5mm，提示有横韧带撕裂；5~10mm，提示横韧带有断裂并部分辅助韧带断裂，脊髓可能受压；10~12mm，则证明韧带完全断裂，脊髓肯定受压。还可以测量脊髓有效间隙即齿状突后缘至寰椎后弓前缘距离。Steel椎管矢径三等分理论：寰枢椎平面脊髓直径8~10mm，齿状突10mm，其他8~10mm，寰枢椎平面脊髓直径≤10mm，可导致脊髓不可逆损伤。

在动力位X线片上测量脊髓有效间隙变化率即不稳定指标（instability index，Ⅱ）=（Max. d - Min. d）/Max. d×100%，Max. d为屈曲位枢椎椎体后缘上方至寰椎后弓前缘的距离，Min. d 为伸展位枢椎椎体后缘上方至寰椎后弓前缘的距离。Ⅱ是判定寰枢椎不稳定较准确的指标，通常认为Ⅱ≥22%潜在寰枢椎不稳。

CT 及三维重建检查有助于了解骨性解剖结构（图 9 - 4）。对于颈椎的形态、横突孔的位置、侧块、骨赘、钙化的椎间盘都可以清楚地显示，从而为术前准备提供很大的帮助。3D 成像还可以识别变异的椎动脉，指导术中置钉。

MRI 检查可以清晰显示普通检查无法显示的脊髓病变情况，了解椎管容积和神经受压的范围（图 9 - 5）。如后凸畸形尖端脊髓受压的情况可以通过畸形尖端与髓质 - 脑桥结合处脊髓的前后径之比来评估，比值小于 0.3 是发生脊髓病变的危险因素。若脊髓信号改变，提示该部位脊髓损伤。MRI 还可以评价椎体融合部位邻近节段椎间盘的退变情况。

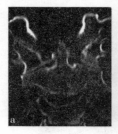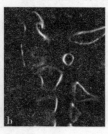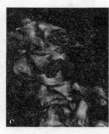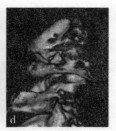

图 9 - 4　CT 及三维重建示寰枢关节间隙明显增宽，枢椎向后移位，寰枢关节脱位畸形

a. 冠状位 CT；b. 矢状位 CT；c、d. 三维重建

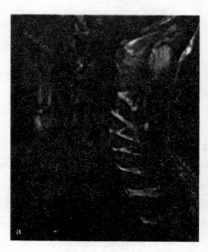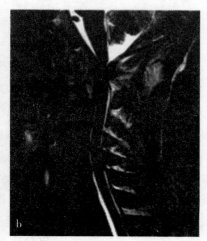

图 9 - 5　颈椎 MRI T_1 和 T_2 加权示枢椎前弓间隙增宽，C_1 水平椎管继发性狭窄，脊髓受压明显

a. T_1 加权；b. T_2 加权

三、诊断

上颈椎创伤后畸形患者可以完全没有临床症状，部分患者会出现头部旋转时疼痛、枕部疼痛、颈部僵硬和活动受限，其临床表现与上颈椎的受伤类型密切相关。有些患者可以发生腰椎过度前凸或侧凸来代偿颈椎的畸形，出现下腰痛。严重的畸形患者还会出现姿势障碍，表现为主动抬头及维持视线水平困难，平衡位时头和颈部倾向前后方或侧方，甚至出现下巴抵于胸前的特有外观。随着这种姿势障碍的进展，患者可以发生呼吸和吞咽困难、胸部压迫疼痛及社交障碍，给自身和家庭带来沉重负担。少数颈椎畸形患者还可以出现颈髓不完全性损伤表现，出现不同程度的四肢感觉、运动和反射障碍。

四、治疗

针对不伴有神经症状的稳定上颈椎畸形患者、不耐受手术的老年患者及患有严重并发症手术风险较大患者（图9-6）的治疗原则主要是镇痛、休息、营养、限制颈椎活动、外固定等对症治疗。然而，绝大多数有症状的创伤后畸形，伴或不伴有颈椎不稳的患者均需手术治疗，手术目的主要是神经根减压及重建颈椎的稳定性，恢复正常序列。将不稳定的节段给予固定或者融合，如并发脊髓压迫者给予减压处理。固定和融合范围涉及在恢复寰枢间稳定和保存一定的生理功能两个方面。常采用的手术方法有以下几种。

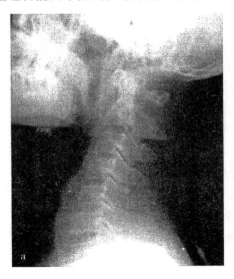
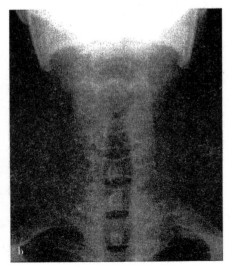

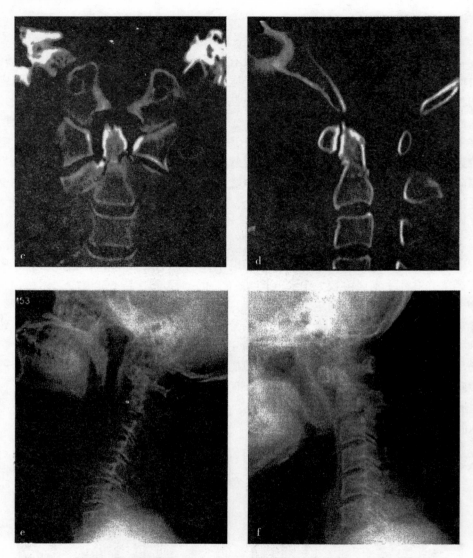

图 9 – 6 齿状突假关节形成并寰枢关节半脱位畸形老年患者，无明显神经症状，给予石膏外固定保守治疗，复查 X 线示寰枢关节复位好，齿状突骨折断端对位尚可

（一）后路寰枢椎椎弓根内固定术

该术的手术适应证有寰枢椎脱位、齿状突骨折向后脱位、陈旧性齿状突骨折等导致的上颈椎畸形（图 9 – 7）。

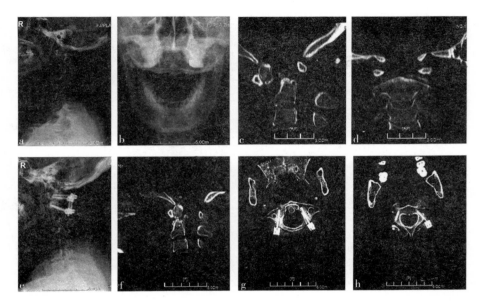

图 9-7 游离齿状突并发寰枢关节半脱位畸形患者，给予后路寰枢椎椎弓根内固定术，复位良好

（二）枕颈融合内固定术

目前比较常用的是钢板螺钉内固定术，该术可以对内固定材料进行改良和塑形，对局部有大块骨缺损或者广泛减压的患者，仍可以进行内固定。而对于陈旧性的上颈椎畸形且伴有颈髓压迫者，建议切除寰椎后弓，充分减压，最后给予枕颈融合。

（李宏九）

参考文献

[1] 赵定麟. 现代骨科手术学. 上海：世界图书出版公司，2012.

[2] 杨扬震，林允雄. 骨与关节创伤. 上海：上海科学技术出版社，2013.

[3] 任高宏. 临床骨科诊断与治疗. 北京：化学工业出版社，2015：394-435.

[4] 唐佩福，王岩，张伯勋，卢世璧. 创伤骨科手术学. 北京：人民军医出版社，2014.

[5] 姜保国，王满宜. 关节周围骨折. 北京：人民卫生出版社，2013：137-231.

[6] 邱贵兴，戴尅戎. 骨科手术学. 第3版. 北京：人民卫生出版社，2012：303-369.

[7] 田伟，王满宜. 积水潭骨折. 第2版. 北京：人民卫生出版社，2013.

[8] 邱贵兴. 骨科学高级教程. 北京：人民军医出版社，2015.

[9] 梅西埃. 实用骨科学精要. 戴闽，姚浩群，译. 北京：人民军医出版社，2016.

[10] 赵定麟，陈德玉，赵杰. 现代骨科学. 北京：科学出版社，2014.

[11] 戴国锋. 急诊骨科学. 北京：人民军医出版社，2012.

[12] 孙婕，刘又文，何建军，汤志刚. 实用微创骨科学. 北京：北京科学技术出版社，2012.

[13] Marvin Tile, David L Helfet, James F Kellam. 骨盆与髋臼骨折治疗原则与技术. 张伟，孙玉强，张长青，译. 上海：上海科学技术出版社，2016.

[14] 吕厚山. 膝关节外科学. 北京：人民卫生出版社，2010.

[15] 陈新用，梁裕，曹鹏，等. 腰椎手术后的邻近节段翻修. 解剖与临床，2011，16：120-124.

[16] 郝定均，王岩，田伟. 脊柱创伤外科治疗学. 北京：人民卫生出版社，2011.

[17] 加德纳，西格尔. 创伤骨科微创手术技术. 周方，译. 山东：山东科学技术出版社，2016.

[18] 陈义泉，袁太珍. 临床骨关节病学. 北京：科学技术文献出版

社，2010.

[19] 马奎云，孙孝先．新编颈椎病学．郑州：郑州大学出版社，2014：305－323.

[20] 陈建庭，朱青安，罗卓荆．脊柱手术指南．北京：北京大学医学出版社，2013.

[21] 张晓阳．骨科术后康复指南．北京：人民军医出版社，2015：182－219.